沪上中医名家养生保健指南丛书

总主编 施杞　执行总主编 金义成 黄琴峰

主编 曹仁发 执行主编 顾非

中医功法养生

上海市老教授协会
上海中医药大学老教授协会 编著

U0276668

复旦大学出版社

弘揚名家養生之道

服務人民健康事業

賀《滬上中醫名家養生保健指南叢書》出版

陳凱先 二〇一三年 九月

發揚中華文明精髓

發展中國特色養生

賀《沪上中医名家养生保健指南之五》出版

汤钊猷
二〇一三年九月

健康来自科学的生活方式

复旦大学上海医学院内科学教授 杨秉辉
2013.9.

沪上中医名家养生保健指南丛书
编委会

中医功法养生
编 委 会

Foreword

序　1

　　"人民身体健康是全面建成小康社会的重要内涵，是每一个人成长和实现幸福生活的重要基础。"这是习近平总书记在会见全国体育界先进代表时的讲话，说明健康对个人和社会的重要性。

　　《沪上中医名家养生保健指南丛书》是上海市老教授协会和上海中医药大学老教授协会经过协商、策划而编著的一套系列丛书，本丛书的出版得到了李从恺先生的大力支持。本丛书的总主编施杞教授曾多次获得国家级、上海市科技进步奖，也曾获得"上海市劳动模范"、"上海市教书育人楷模"等荣誉称号，是德高望重的著名中医学家、上海市名中医，在中医临床上积累了丰富的经验；两位执行总主编也都有着深厚的中医学术功底和科普著作编著经验；各分册主编都是具有临床经验几十年的中医资深专家，在无病先防、有病早治和病后调养等方面都有独到而卓有成效的方法。专家们感到，由于优质医疗资源的缺乏，每次门诊人数较多，而无法给病人解答更多的疑问,在防病和自我保健上也无法讲深讲透,因此冀望通过编著科普书籍来缓解这一矛盾。在编写过程中,他们结合现代医学知识对疾病进行分析,更重要的是把中医千百年来的实践和知识穿插其中;既考虑权威性,又考虑大众化;既继承了中医名家的经验,又奉献了自己的临证心得,体现了原创性。他们撰写认真,几易其稿,将本丛书和许多其他的养生书籍区别开来,以期正本清源,更好地为人民健康服务。

"人生百岁不是梦",但要靠自己对身体的养护和医护人员的帮助。由于非医务人员在医学知识和技能上的缺乏,建议生病之后要到正规医疗场所治疗,因此本丛书没有把治疗疾病列为重点篇幅,重点在未病先防和病后调养上。书中重点介绍经络、腧穴、穴位按压、推拿手法、养生功法,也有大量的食疗知识,还有简单的草药使用,可供普通民众自我预防、调养和护理,非常实用。

本丛书将学术、临证经验和科普写作方式准确地揉合在一起,相信在防病和病后调养中给普通民众提供更多的便利,使全民的健康水平得到提升。

王生洪

Foreword

序　2

　　近年来，随着民众物质生活水平的大幅提高，养生保健意识亦随之日趋增强。当人们衣食无忧之后，对自身的健康、自身的生命会格外珍视，古今中外，无不如此。可见，对养生保健的重视程度，是一个群体、一个地区，乃至于一个民族富裕程度和文明程度的晴雨表。然而，伴随"养生热"的兴起，充斥市场的养生药物、养生食材、养生书籍、养生讲座、养生会所等也乱象丛生，良莠不齐，令人无所适从，这一现象已引起政府和民众的高度关注。有鉴于此，广大民众热切期盼中医药学各专业领域的著名老专家、老教授发出他们的声音。上海中医药大学老教授协会及上海市老教授协会协同复旦大学出版社，策划、编撰、出版本系列丛书，正是为了顺应这种社会需求和时代潮流。

　　早在中医药学的经典著作《黄帝内经》就告诫从医者：追求健康长寿，是人之常情。医生应该向患者指出疾病的危害性，使患者认真对待疾病；医生应该告诉患者疾病的可愈性,以增强其战胜疾病的信心;医生应该告诉患者如何治疗疾病和病后护养,重视患者在疾病防治过程中的主体作用;医生应该设法解除患者的消极情绪,以减轻患者的心理压力。医生的这种解释和劝慰,即便是不甚明了医理的人,也没有不听从的。时隔两千多年,《黄帝内经》的这段话语,依然是我们医生责无旁贷的天职所在。

本系列丛书的分册主编均为沪上中医药学界资深教授、名老中医。他们凭借丰厚的学术底蕴、丰富的临证经验、丰满的编撰热情,组织相关团队,历经年余,几易其稿,其撰著态度之认真、内容取舍之严谨、遣词用句之精致,绝不亚于学术专著的撰写。

本系列丛书计11分册,其内容遍及中医血液科、中医男科,以常见病证为篇名,首先简要介绍"疾病概况",包括临床表现、诊断依据、致病原因、常规治疗及预后转归等中西医知识。针灸养生包括中风、老年病、脊柱病、白领人士、准妈妈,推拿包括小儿推拿、功法、手法及膏方等,以中医基础理论和经络理论为指导,对针灸推拿常见的经络、腧穴、操作方法进行详细的介绍。其次着重介绍"养生指导",包括发病前预防和发病后养护两部分:前者针对常见病证的发病原因,如感受外邪、卫表不固、情志内伤、饮食失调、起居不慎、禀赋亏虚等,提出预防该病证的具体措施与方法;后者针对该病证的主要临床表现、发病过程及预后转归等,提出有针对性的护养措施,如药物养护、情志养护、起居养护、饮食养护、运动养护、按摩护养等内容。

本系列丛书的编写原则是通俗易懂,深入浅出;侧重养生,突出实用。力求权威性与大众化结合,做到以中为主,中西并述,图文并茂。

上海中医药大学老教授协会会长

施杞

Preface

前　言

中医功法养生是中医学的重要组成部分,在长期的历史发展过程中,形成了较为完整的理论和方法体系,并以其悠久的历史、独特的体系和卓越的疗效在中医养生与推拿临床中占有重要的地位。

近年来,随着人们对健康的重视以及对功法锻炼的认可,越来越多的人认识到学习功法理论、方法和技术是养生防病的重要手段。因此,对古今功法养生的内容进行梳理研究与普及,是很有必要的。

术理深广,如海苍茫。古今功法种类甚繁,学术流派众多,且各自理论相异,重复庞杂。流传至今其总体内容尚无较大变动,故而有待发掘筛选,去糟取精,实为必要。为此,本着遵循功法传统规律,同时结合临床医理,博采众长,在精益求精的基础上,重新组合,混合整编,为功法养生这一独特学术体系,提供理论设想以及实践技术的指导,以展示其思路。

本书试图将古今功法互相渗透,理论联系实践,通过基础功法对临床疾病的针对性作用，以功法指导养生防病为主，内容比较全面，归纳性较强，有利于功法以及相关医学知识掌握和普及，又便于查阅，故具有指导功法养生保健的积极意义。

本书共分五章。第一章功法的概述，系统介绍功法的发展；第二章功法的基础知识，介绍以理论指导功法养生的知识和能力；第三章养生功法的简介，介绍古今功法的理论、技法；第四章介绍治疗常见疾病的辅助功法，用以提高功法理论水平和以理论指导功法锻炼，促进临床疾病的康复；第五章介绍局部功法养生，为四肢五官的养生保健提供理论与技术。本书可作为功法养生爱好者拓展性读物，以提高功法理论与实践水平。本书亦可供基层医务人员和临床医师作参考，根据实际情况选择使用本书内容，指导患者进行功法锻炼，配合疾病的治疗康复。

本书在编写过程中，得到了从事针灸推拿和中医功法教学、医疗、文献研究、科研工作诸多人员的大力支持，也得到了多位专家、教授的支持和帮助，谨在此表示衷心感谢！

由于编者水平有限，经验不足，在探讨中医功法养生的途径上，本书仅作为一种初步之尝试，以此抛砖引玉。本书力求切合养生以及临床疾病康复的需要，"挂一则漏万"，我们在内容选择、注释详略、体例安排上难免有不恰当之处，书中肯定存在着不少缺点和错误，恳切地希望广大读者及同道在阅读以及使用后提出宝贵意见,以便今后进一步修订和完善,在此表示衷心谢意。

曹红发

沪上中医名家养生保健指南丛书

Contents

目 录

沪上中医名家养生保健指南丛书

第五章
局部功法养生（官窍及小关节） ⋯⋯⋯⋯⋯ 206

沪上中医名家养生保健指南丛书

第一章
概 述

 第一节 中医功法与推拿

所谓"功",即功夫;所谓"法",即练功夫的方法。推拿功法就是推拿医师以自身及患者身体为对象,通过功法训练,扶正强体,平衡脏腑,调和身心,从而提高推拿的疗效的方法。

在远古时期,由于生活在恶劣的自然环境中,人们逐渐出现气血瘀滞、筋骨萎缩、腿脚发肿,以致活动困难的情况。为了缓解疼痛不适的症状,人们自然会选择通过活动身体的方式来摇摆筋骨、活动关节、自我按摩,于是逐渐在早期出现了"导引""按蹻",通过这些健身方式,人们的疼痛不适有所缓解,功法推拿的最初形式被逐渐保留下来。再后来华佗继承发展了早期导引,创编出著名的五禽戏;宋代养生家又创编出八段锦,对全身都有很好的调节作用;明清时期出现的易筋经和太极拳则是功法锻炼又一次质的飞跃。

从事中医推拿的医者,通过习练传统功法,可以有效增强推拿临床工作的体能,有效发挥手法技能,提高推拿治疗效果。一些有志之医士在众多练功方法中进行筛选,将其中能够显著增强推拿工作者体质与素质,增加腰腿臂腕指力的多种功法结合起来,形成推拿功法的前身:推拿练功。

随着时间的推移,推拿功法的内容逐渐丰富起来,功法已作为一种医疗手段来顺经理脉,运元气通达经脉,聚元气而贯注形表,理经脉以调经气,和血脉,贯营卫而消壅滞,输布气血而化瘀阻。

在当代医疗临床中,推拿工作者经常通过练习一些传统功法来提高整体的身体素质。常用推拿练功的功法主要有少林内功、易筋经等,以调身、调心、调息锻炼为主。练功者思维集中,有意识地自然呼吸,从而调整得到适应自身情况的某种有规律的息相。

对患者来说,通过功法的训练,可以调和气血,疏通经络,使阴阳平衡,散瘀消积,促进新陈代谢,改善和增进各组织的功能,从而达到防治疾病的目的。

总之,功法作为中医推拿医学的一个重要组成部分,不仅能够帮助推拿医师增强上肢部、下肢部、腰腿部等身体各部力量,提高手法技巧动作,还可以帮助患者达到扶助正气、强壮身体的目的。

 第二节　中医功法的起源与发展

习练保健养生功法,运用各种特定的精神、气息及肢体动作的自我锻炼,以达到强健身体、内壮神勇、复原病体及延年益寿的目的,通过养生功法结合自我或医者手法按摩,来防治疾病的医疗方法,在我国已有悠久的历史。究其本源,此类功法均起源于劳动,它的历史一直可追溯到人类生活的最原始阶段。正如《素问·移精变气论》记载:"远古人民居禽兽之间,动作以避寒,阴居以避暑。"所谓"动作",解释为运动和劳作,这就说明中华先民在原始时期就懂得可以通过运动与劳动这两种方式来抵御寒暑的侵袭,并使之起到保健作用。另据《吕氏春秋·古乐篇》记载:"昔阴康氏之始,阴多滞伏而湛积,水道壅塞,不行其原,民气郁而滞著,筋骨瑟缩不达,故作为舞以宣导之。"可见,通过对各种原始保健方法的总结,远在伏羲时代就产生了一种经过精心编制的医疗健身舞。这种医疗、保健目的很明确的引"舞"宣导,就是在其后发展并不断得到完善,而且流传至今的各种导引疗法的源头。例如后世的"挢引、案杌(抚)、练精易形"(《史记·扁鹊传》);"步引"(《黄帝杂子步引》);"导引按蹻"(《素问·异法方宜论》);"提挈天地,把握阴阳,呼吸精气,独立守神,肌肉若一"(《素问·上古天真论》);"传(抟)精神,服天气,而通神明"(《素问·生气通天论》);"吹呴呼吸,吐故纳新,熊经鸟申"(应子《刻意篇》);"虎攫、鹿伸、熊匐、猴纵、鸟飞"(华佗"五禽戏");"鹞背、摯狼、龙登、鸟伸、猕猴喧哗、鼅口、猿呼、熊经、鹤口等导引44势"(长沙马王堆汉墓出土《导引图》)等保健、医疗功法,无不由此发展而来。同时,在理论上总结出"动摇则谷气得消,血脉得通,譬犹户枢不朽耳"的科学道理,提供了一批实用功法和有力的理论依据。

隋唐时期,巢元方《诸病源候论》与孙思邈《千金方》的问世,"导引养生"和"导引疗法"在民间得到了广泛应用,并被官方确定为重要的医疗手段之一。隋唐以后,由"导引"演化而来的各种练功方法,名目日渐繁多,按练功的目的可分为武术功法、健身功法、医疗功法与释道宗教修炼功法等门类。而值得注意的是,以增强体质与手臂力量为目的的"按摩推拿练功"在此时见到了其端倪,如发端于唐宋元,弘法于明清的《易筋经》中记载有专门的搓膀法、挞炼手足法与练指法,"其仍用手指变抓,如是掷抓,初惟十数次,日久渐加次数及石子斤数,则五指自觉有力矣。又法:每于坐时不拘时刻,以左右五指着座,微欠身躯,指自出力,无论群居独座,皆可行之,日久自能见效"。当然,推拿练功法的发展随推拿医学本身的兴衰而起落,经历了一个漫长的过程。特别是自明清以来直至近现代,民间的各推拿流派根据其主治手法动作的特殊要求,创编成许多自成特色的推拿流派功法,例如一指禅推拿、㨰法推拿流派的"易筋经"、内功推拿流派的"少林内功"、王子平伤科推拿流派的"十三太保"、郑怀贤伤科推拿的"郑氏功法"、崂山点穴推拿流派的"点穴功法"、杜自明伤科推拿流派的"杜氏功法"、踩蹻推拿流派的"踩蹻功法"……洋洋大观汇成绚烂多彩的中国推拿流派功法体系。

直到新中国成立后,在党和政府的重视下,组织力量将在传统"达摩易筋经"基础上经过改编的推拿"易筋经"和"少林内功"两种功法,以及传统的坛子功、米袋功等器械练功法作为"专业性推拿练功"的功法,编入了最初的全国教材《推拿学》,一直沿用至今。随着推拿学科的不断进步,推拿工作者在实践和科研中认识到,传统的推拿练功对培养推拿学员、提高推拿医师的工作效率以及推拿的治疗功效有着重要的作用。但是,从现代科学的层面进行考虑,诸如功法规范的科学训练方法、练功对人体素质培养提高的作用机制、功法与临床疗效的关系等许多方面的问题尚待研究。利用现代科学知识与方法逐步加深对推拿功法的认知,将对推动推拿学科的整体进步具有重要意义。

第三节　中医功法的养生作用

中医功法通过姿势的调节、呼吸的锻炼、心神的修养,来达到扶正祛邪、平衡阴阳、疏通经络、调整脏腑、调和气血、强身健体、养生益智、延年益寿的目的。

一、扶正祛邪

《黄帝内经》讲:"正气存内,邪不可干""精神内守,病安从来"。现代研究表明,习练功法能明显地消除身心疾病,恢复体力和精力,提高工作效率,增强机体免疫力,具有明显的预防疾病、保健养生的作用。

二、平衡阴阳

阴阳学说是中医及传统养生术的基本理论之一。阴阳的动态平衡是维持人体正常生理活动的基础,阴阳平衡被破坏,就意味着疾病的发生。习练推拿功法可调节阴阳平衡,例如:让阴盛阳虚的患者习练动态功法,以阳制阴;而对阴虚阳亢的患者,则选择练习静态的功法,以养阴制阳;在不同季节中,夏季应以静态功法为主,防止过耗阳气;冬季则应以动态功法为主,以防阴盛。

三、疏通经络

经络遍布于全身,是运行气血、联络脏腑、沟通上下内外、调节人体功能的网络。人体通过经络系统有规律而复杂的交会,把五脏六腑、四肢百骸、五官九窍、皮肉筋骨等组织器官紧密联结成一个整体,从而保证了人体生命活动的和谐有序。中医推拿功法通过肢体的活动并配合意念、畅通经络来防治疾病,保养相关脏腑。

四、调整脏腑

五脏六腑是中医藏象学说对人体内脏的概括。其中,五脏包括心、肝、脾、肺、肾,具有生化和储存精气神的作用;六腑包括胆、胃、大肠、小肠、三焦、膀胱,具有传送、消化食物和排泄废物的作用。脏腑功能状态的正常与否,决定着人体的健康与否;若脏腑失调则出现人体生理功能的紊乱而产生疾病。中医推拿功法中通过锻炼外在肢体形骸而达到影响内在脏腑功能的作用,使心气平和,肝胆相宜,脾运化有力,胃腐熟司职,肺宣降通畅,三焦、肠道通利,肾气更加充足,外修而内得,达到全面增强个人体质的目的。

五、 调和气血

气血是构成人体的重要组成部分,是维持人体生命活动不可缺少的精微营养物质。在正常情况下,气血之间维持着一种"气为血之帅,血为气之母"的相辅相成的动态平衡状态,即"气血调和"。中医推拿功法中的"意守",就是通过意念的力量引导气的运行,从而推动血液循环,加强脏腑组织器官的营养和滋润作用,使患者恢复至气血和合,保持一种气血调和的平衡状态。

六、 强身健体

强身健体是进行功法习练的最主要目的。通过肢体动作的主动变换和呼吸情绪的调整,可以有效影响人体生理功能的变化,有助于失调的生理功能向着协调的方向发展,从而实现健身防病治病的目的。

七、 养生益智

中医功法能激发人体的潜能,使人益智强能。通过一些锻炼大脑的练习,可以使人的身心完全放松,得到充分休息,缓解外界环境对大脑的不良刺激,恢复人体正常的活动,从而使人精力旺盛、思路敏捷,工作效率明显提高。由此可见,传统功法练习对开发人体潜能具有积极的作用。

八、 延年益寿

中医学认为人到老年,阴精虚衰,真元渐亏,身体各种功能都逐步减退,也有一些人因为种种原因而出现未老先衰。大量古籍记载及实践表明,通过习练传统功法,不仅能够祛病健身,而且能明显改善和增强人体的生理功能,降低基础代谢率,减少体内过多的消耗,增强人的体质,达到延缓人体衰老过程的目的。

第四节　中医功法的特点

中医功法中的功法练习都属传统功法的范畴,它具备以下的特点。

一、内外兼修,由外及内

"修内"本义是"修心"。炼丹家主张在修炼形神与内丹的同时,也十分强调提高个人内在的道德修养。这里将"修内"引申为人体内在的脏腑、气血、经络及精气神等;而"修外"引申为人体外在的皮毛、肌肉及筋骨等。内外兼修是指在推拿功法锻炼过程中注重对内在脏腑、气血、经络、精气神和外在皮肉、筋骨兼顾修炼的锻炼方法,即所谓"内练一口气,外练筋骨皮"。初学推拿手法者,尤其是年轻气盛者,自觉体力强壮,但在实际操作时,发现手法的持久力较差,柔韧度不够,肢体的灵敏性不高,操作时精气神不够专注。所以,推拿功法采用由外及内的训练方法,即开始阶段以皮肉、筋骨的功法锻炼为主,逐步过渡到与内在脏腑、气血、经络、精气神相结合的功法锻炼,以培养推拿手法初学者由外及内的修炼功夫,最后达到内外兼修的目的。

二、动静结合,以静制动

功法的动静结合,一方面是指在练功方式上强调静功与动功的密切结合,另一方面是指在练动功时要掌握"动中有静",在练静功时要体验"静中有动"。动,指形体外部和体内"气"(感觉)的运动,前者可视为"外动",而后者可视为"内动";静,指形与精神的宁静,前者可视为"外静",后者可视为"内静"。动与静是相对的,静功主要是指锻炼身体内部,而没有肢体活动和肌肉骨骼的锻炼。动功有不少肢体活动及肌肉骨骼的锻炼,既有利于疏通经络、调和气血,又有利于入静。对于初练者,肢体动作

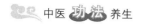

的动功有助于注意力集中,通过动而达到静是初学者常用的方法。静功的"静"不是绝对的静,虽然没有形体的动作,但气血在大脑高度入静状态下按其本身的规律运行,其种种微妙变化,都是动功所不能体会到的。没有形体动作,更能一心一意。入静的程度越深,机体的感受能力和反应能力就越敏锐,这是更高级的功法状态。在这种功法状态下,人体自身的内在潜能被逐步激发。同时,静还要求锻炼的环境安静,即没有外界因素干扰。所以动静结合是功法锻炼的基本特点。

在推拿功法的锻炼过程中,强调四肢筋骨的运动采用动中求静,以静制动的锻炼方法,既要保持肢体外在运动形式,又运用了意念的入静和呼吸的调节,力求精神专注,进而调节内在脏腑的功能,促进气血的运行。

三、练力重气,形神合一

中医功法的很多动作看似以锻炼力量为主,其实质是通过锻炼而对内在气、意与气息和调节达到内劲的积蓄。练内劲者注重意和气的锻炼而不是表面的力量锻炼,具有"练力重气"之特征。而形指形体,包括肌肉、筋骨、脏腑、血脉等组织器官,是物质基础;所谓神,指情志、意识、思维等精神活动,以及生命活动的全部外在表现。神本于形而生,依附于形而存,形为神之基,神为形之主。"形神合一"构成了人的生命,神是生命的主宰。神以形为物质基础,"形具"才能"神生"。"形神合一"的生命观为中医功法奠定了坚实的理论基础。从本质上看,中医功法锻炼归纳起来,不外"养神"与"炼形"两大部分,即所谓"守神全形"和"保形全神"。功法通过形体、呼吸和意念 3 个主要环节,对神志、脏腑进行自我锻炼。守神而全形,就是从"调神"入手,保护和增强心理健康及形体健康,达到调神和强身的统一。形体的运动与锻炼也是为了全神,形盛则神旺,形衰则神衰,生命便趋告终止。

四、自我锻炼，贵在坚持

　　坚持功法的自我锻炼是十分重要的，因为它是一门实践性很强的学科。在学习过程中，一方面要重视功法的基本理论学习，研读一些有关导引、吐纳、养生的古代文献，熟悉一些功法常用的方法，对学习推拿功法很有裨益；另一方面要身体力行，坚持不懈地锻炼，而不能一曝十寒、半途而废。功夫不负有心人，只要有恒心，功到自然成。一小时的站桩，谁都可以站，连续一个月的站桩，多数人可以坚持，连续一年的站桩，则并非很多人可以达到。所以，功法锻炼是一个长期的过程，只有持之以恒，才能见效，即使走上工作岗位，也应坚持锻炼。在实践中，如能根据治疗需要，将一些功法应用到疾病的治疗、康复和预防中，必将进一步加深对中医功法的认识。

第二章
中医功法的基础知识

 ## 第一节　什么是功法养生

　　中华民族具有五千多年的悠久历史,在漫长的历史发展中,积累了丰富的健身养生益寿的经验,形成了既有系统理论又有健身方法的民族特色的传统养生功法,它为中华民族的强盛作出了贡献。

　　养生功法源远流长。据《吕氏春秋·古乐》记载,原始氏族部落时期的陶唐氏部落,由于天常阴雨,而水道淤塞不畅,居地阴凉潮湿,容易导致人体内气血抑郁瘀滞、筋骨萎缩、腿脚肿胀、活动困难。于是人们就编创舞蹈来宣导气血,通利关节,以形体运动的方式来养生保健。古代的养生功法起源于原始人类的这种自我运动保健行为。现在养生功法也在不断地发展、进步。常见的养生功法有:八段锦、五禽戏、易筋经、太极养生杖、少林内功等等。

　　养生,养即保养、调养的意思,生则是指生命之意。养生就是保养生命,使之延长,是对自我生命的供养、保养和养护的意思。世间万物皆有阴阳,人体也有阴阳。人体由两部分组成,一个是看得见、摸得着的实体,即实我;另一个则是看不见、摸不着但又确实存在的虚体。即人的生命可分为有形之身和无形之心。真正的养生必须要做到性命双修,内外同养。

古代养生家们早就认识到,人类的生命活动与运动息息相关,正所谓"流水不腐,户枢不蠹"。通过形体、筋骨的运动,使周身血脉畅通,机体阴平阳秘,从而增进身心健康,保持旺盛的生命力。中国古代著名的养生家孙思邈主张人们应经常进行适度的运动或劳动。例如,他主张:"每餐食毕,以热手摩腹,出庭散步数百步。"当风和日暖气候和畅之日,"量其时节寒温,出门行三里、二里,及三百、二百步为佳"。闲暇之时,做一些轻微劳动,皆有益于身体。针对老年人,他指出:"须知调身按摩,动摇肢节,导引行气",方能气机畅通,保证健康。

功法养生就是在中医养生理论的指导下,运用特定的方法配合呼吸及意念,调节人体身心健康的一种祛病延年的锻炼方法。通过姿势调整、呼吸锻炼、意念控制,使身心融为一体,达到增强人体各部分功能,通畅经络气血,调节脏腑功能,诱导和启发人体内在潜力,起到防病、治病、益智、延年的作用。

第二节　如何界定功法

功法,我们常常想到健身气功,可以代指包含社会上众多人员参与的健身气功和医疗气功活动。其中群众通过参加锻炼,从而强身健体、养生康复的,即属于健身功法;对他人传授或运用功法,大多有治疗疾病的功效,构成医疗行为的,起到医疗效果的,则属于医疗气功。

"易筋经""五禽戏""八段锦"等功法主要以自身形体活动、呼吸吐纳、心理调节等为主要运动形式,动作简单易学、柔和舒缓、圆活连贯、松紧结合、动静相兼、气寓于中,深受人们喜爱。功法在构成、内容以及练习方法上,都体现着中国传统医学文化中的哲学理念、中医思想、经络学说、品德伦理等,可谓底蕴深厚。

习练功法能够帮助医者进一步对疾病作出更加有效的治

疗。人体的四肢百骸、经络穴位以及内脏器官,在发生病变之后,如果没有一定量的刺激,是不会产生条件反射的;没有一定的条件反射,是不能治病的。所以,功法对医者治疗疾病来说是必不可少的,是增强疗效的有力保证。

推拿功法不是所谓的"硬气功",我们可以把它作为一种医疗体育方法,也可以是一种科学的锻炼方法,它不具备特异功能,也不会产生不良反应,更不会走火入魔。其目的是,通过自我锻炼增强体质、祛病健身。事实证明,功法强身祛病的效果非常显著。纵观所有的体育运动锻炼,许多运动会随着练习时间的延续和运动量的增加,脉搏的频率会加快;而功法则相反,练的时间越长,脉搏频率明显减少,血压趋于平稳,呼吸深沉缓慢,特别是微循环加强。所有这些现象,对其他锻炼项目而言是不可思议的事情。所以,功法是一种把锻炼和休息统一起来的运动。通过功法的锻炼,可使大脑得到休息,肢体得到适当活动,是体弱者和患者容易接受,并能在短期内取得明显效果的健身方法。

一、功法与现代运动的不同

功法与现代运动都是人类自我锻炼方法,都具有健身作用。有人认为功法练习中若去除对呼吸、意念的特殊要求,则与现代体育运动无异,只是动作缓慢而已。现代运动中也注重"调身""调息""调心"三方面。调身是现代运动最重要的内容,通过运动来使身体达到一个健康的状态。同时在运动过程中,十分要求呼吸的深度、频率与运动的协调性,正确的调息使运动更为有效。现代运动也重视心理因素的作用,例如运动员的心理稳定有助于在竞技赛场上发挥出正常水平,而心理素质差则在运动场中对成绩、结果往往有较大的负面影响。

传统功法与现代运动较大的不同,主要表现在以下几个方面。

（1）现代运动注重形体的锻炼,调息是为了在运动中获得更多的氧气供应,并不断排除体内的二氧化碳,以保证大脑、肌肉所需的能量得以及时的补充,增强持久耐力。调心的目的也是为了在竞技中充分发挥水平。与此不同的是,传统功法的三要素中,更为注重调心,调身是为了保证调心、调息的顺利进行,调息则有助于身体的放松和精神的宁静,三者有机结合起来,并在意识的主导下对机体内部脏腑进行调整和锻炼,达到强身健体的目的。

（2）与现代运动相比,功法更强调人的心理状态对人体健康的影响,强调通过主动的自我精神活动来调整自身的生理活动,起到强身治病的作用。

（3）传统功法要求在保持松静自然的基础上,全身协调运动,呼吸柔和,耗氧量低,心率减缓,血压降低,在整体上提高身体素质。而现代运动过程中,伴随的是呼吸加快,耗氧量增加,心率加快,血压升高,从而加快身体某些部分的新陈代谢,使形体按特定的要求完美发展等,有着很大的区别。

二、功法基本要点

在进行功法锻炼时,其基本要点有三。

（1）精神集中,思想意念集中:先要凝神定意,目光远望,默对长空,扫除万虑。

（2）周身放松:也就是内外放松,四肢百骸大小关节以及内脏尽可能松,但是要求"松而不懈",既要维持姿势又不要用力。如一时做不到上述境地,可用意念诱导,设想自己站于水中,头部露出水面,身体随水浮沉。设想稍许,自然会感到身体有漂浮感,内外放松,四肢百骸及内脏无处不轻松舒适。

（3）呼吸舒畅:呼吸不用人为造作,用自然呼吸就可以,气不可提,更不可沉,要匀静自然,功到自然形成匀细深长的呼吸。如感觉呼吸不适,可改为口、鼻同时呼吸,缓缓地长出气,至舒适

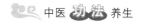

为止。呼吸自然是功法区别于现代运动的一条重要的原则。

以上所述为练习功法的 3 个基本要点,同时还要遵循一般医疗体育的要求。如:衣着要合体,腰带松紧适度,不饥不饱,练功前排除大、小便等常规做法,还要贯彻区别对待、合理安排运动量与循序渐进等原则。

三、功法锻炼应注意的几个问题

1. 关于放松问题 松和紧本来是对立的统一体,只是由于人的神经、肌肉、关节在日常生活和劳动中经常处于紧张状态,所以在练功过程中特别强调放松。只有放松后气血才可以达到自然舒畅,各种舒适感才能产生,体质才有可能增强。初学者往往苦于不会放松,越想放松反而越紧越僵。其实放松并不困难,关键在于必须做到自然。

松中有紧,紧中有松,时松时紧,松紧适度,也就是常讲的"松而不懈,紧而不僵"。有的初学者把下沉当作放松,实则下沉不是放松。放松是使肌肉松弛,但身体还要有挺拔之意,犹如云端宝树,耸入云霄。还有些人认为既然是练功,就得用劲才能得到功夫。所谓用劲长劲,这种想法不但患者不取,对技击训练者亦是一大错误。王芗斋老先生曾经说过:"形体越松,血液循环越畅,气力增长越快。如用力则身心发紧,全身失灵,甚至有血气阻塞之弊。"习练者不可不知。

全身放松在于精神、肢体两个方面。首先应从精神放松着手,要自然而然地形成。例如思想上在想:我现在是在练功,并总琢磨自己站的姿势对不对? 符合不符合要求? 岂不知只此一想就已经处于紧张状态,当时所摆的姿势必然造作,肌肉因而不能放松。如果换一种思维方式,自认为是在公园内散心,观赏着美丽的景色,感受着鸟语花香,呼吸着新鲜空气,甚至嗅到松柏树发出的阵阵清香。现在练功只不过按辅导者的指导,摆个架子,站着休息一会儿。这时的思想和肢体将自然地进入放松状态,也正是功法所要达到的良好境界,法简效优。

通过功法的调节作用,普通人可以增强自身的体质,提高免疫力,既可健身,又可以预防疾病;对于患者来说,通过习练一定时间的功法,能够很好地帮助人体恢复正气,增强与病邪相抗争的能力,促进机体尽早康复。

2. 关于姿势问题 初步练习功法者,往往把精力放到姿势的掌握上,极力追求正确的姿势,唯恐姿势走了样会影响疗效。其实,这样的想法和做法不但背离了精神集中、周身放松、呼吸自然的原则,束缚了精神和肢体的"解脱",而且恰恰是造成停滞不前乃至望洋兴叹的直接原因。应该认识到,一成不变的"标准"姿势是不存在的。功法的姿势是为其锻炼的内容服务的,因此,要以内容的变化而变化。就功法姿势而论,它是内在力量的外部表露,之所以称它为运动,能健身祛病,是依赖于通过意念诱导,使机体内在活动逐渐加强,机体与脏腑的内在联系得到调节与加强,从而使整体处于"松而不懈,紧而不僵"的最佳运动状态。俗话说"真道练神,假道练形"。

3. 关于功法锻炼后人体的反应 功法锻炼过程中,由于身体内部的功能变化,会出现种种不同的反应。因每个人的情况不同,如年龄、体质、病变程度、生活习惯,以及资历、爱好、性格、经历的不同等等,功法锻炼过程中的感受、反应现象也不尽相同,大体上有以下几种反应情况。

(1) 酸痛感:练功开始几天,肩、臂、腿、膝等处,多少会有酸痛疲劳的感觉。一些身体局部受过伤或开过刀的人,在初期瘢痕处有时也会发生瞬间的疼痛。有的病灶部位还会出现反应,如神经衰弱者出现头痛,胃肠病患者腹痛;肝炎患者肝区痛感在练功时甚至超过平时的疼痛程度;甲状腺肿大者,练习一段时间后颈部有针刺感等等。这些都是练功后自然的生理反应,一般三五日即自然消失。这些反应可以说是好现象,说明功法引起了机体生理活动的巨大变化,代谢功能得到了提高。

沪上中医名家养生保健指南丛书

(2) 麻胀感：练功时经常会出现发麻、发胀的感觉。最容易出现的部位是手指和整个手掌，有的人手臂、腿、脚也会出现这种感觉。练习一段时间后，皮肤上好像有蚂蚁或小虫爬的感觉，出现部位不定，脸上、手臂上，有的甚至全身也会出现这种称为"蚁走"的感觉。所以，能有麻、胀、"蚁走"的感觉出现，是练功后微循环加强、毛细血管扩张、血液循环通畅的良好体现。

(3) 温热感：练功过程中会产生温热的感觉，最明显的部位是手和脚。随着时间的推移，全身均会产生温热的感觉。练功中由于意念活动强烈，身体会自然出汗，当身上出汗时，说明运动量已经不小了，应该控制不要超过自身的承受能力，以免影响医疗和健身效果。

(4) 震颤感：练功时保持稳定的姿势，需要四肢肌肉保持持续性的收缩状态。因此，随着练功时间的延长，工作着的肌肉群就要发生程度不同的震颤现象。练功初期，震颤轻微不见于形，但用手抚摸能有所感觉，部位是从膝关节到大腿。继之功法延长，震颤明显，大腿内外侧肌肉会出现有规律、有节奏的颤动。再进一步，身体外形上可看出颤抖现象，有的人颤抖幅度很大，好像要跳起来一样。经过一段时间的颤抖又逐渐变为震颤，最后不显于外形，只感到内部在突、突、突地高速运动。令人感到放心的是，不管肌肉的疲劳程度如何，功法练习不会出现心跳加速的现象。

(5) 不同感：功法练习过程中，会出现两手位置高低明显不同的现象，但练功者主观感觉上认为抬得一般高。若将其两手摆成一般高，他反而感觉差异更显著了。这种不同感还表现在机体内部，例如练功中会感到身体一侧与另一侧感觉不一样，如沉重感、温度感等等。形成以上现象的原因，不外乎是自主神经活动失调、肌肉松紧未能取得一致，或身体局部病灶的影响等。这些异同现象，有的人在练功两三周后即获得改善，有的人则需一定的时间才能逐渐好转。

（6）舒畅感：练功练到一定程度，由于大脑皮质抑制作用的增强、代谢循环等一系列生理功能的改善与提高，身体就会产生一种特别舒畅的感觉。练功时，如醉如痴，飘飘然如在云中。练功后头脑清醒愉快，胸腹部空灵舒适，乃至全身轻松爽快。这种舒畅感随着站桩功夫的加深，会愈益显著。

4. 关于精神集中的问题　练功时的各种意念活动，都是在精神宁静的状态下进行的，并逐步进入忘我境地。一般初练者往往感到精神集中很困难，越想排除杂念，杂念越来，更加思绪纷繁，反而造成精神紧张。为此，历来养生家设有许多方法，如外寄内托、固守一处等。这样对初学者可能有些帮助，但不如听其自然，采取来者不拒，去者不留的态度，任凭思想随意活动，把精神稍稍引向比较快乐、舒畅的事，避开不痛快和烦恼的事；或在各种思想活动中，稍稍注意一下身体各部位是否放松了，何处还有些紧张感觉，有意识地加以调整；或把思想引向一个幽静的环境，设想身临其境的观赏美景；或假借躺在微波荡漾的水中，随波微动，在温暖的日光下，舒舒服服地尽情享受着大自然的风光。总之，用这些方法不强制排除杂念，而自然起到排除杂念的作用。久而久之，练功时自然而然地达到忘我的地步。有些初学者，在精神比较安静时，往往昏昏欲睡。这虽是一种正常现象，对健康也有益无害，但不是功法要求的忘我境界，真正的忘我应该是杂念不生、思想专一、神光内敛，犹如明月清辉、尘埃不入，精神活跃的状态，久练者自可从中得到意想不到的舒适。为了减少外界干扰，在练功初期固然应该尽量选择比较清净的环境，但为了适应功法要求，在练功中应有意识地锻炼闹中取静。这样能够适应外界各种不同条件，对外界各种不同干扰不产生厌烦情绪，顺乎自然，怡然自得，进而达到视而不见，听而不闻，将自己忘掉的境界。

5. 关于呼吸问题　一般功法练习时采用自然呼吸法，完全听其自然。反对控制呼吸的练功方法，特别反对闭气练功法。

沪上中医名家养生保健指南丛书

因为呼吸本身是人的生理本能,一有矫揉造作便破坏了本能,有百害而无一利。功法锻炼中虽有时要求口微张,但尽量用鼻呼吸。呼吸必须顺其自然,不可人为控制,把自然变成不自然,把正常呼吸变为不正常呼吸。呼吸自然是练习功法的一条重要原则,习练者切记。

6. 遵从一般医疗体育的基本要求 衣着要合体、薄厚适度,不饥不饱,练功前排除大小便。选择空气新鲜、视野开阔、环境优美的场地去练习,效果会更好一些。夏日不可在阳光下曝晒,冬季要避免冷风直吹,出汗后注意不要着凉等等。总之,初练时力求避免或减少外界的不良干扰或影响。

7. 精神状态及身体健康状况 初学者必须对自己的精神状态及身体健康状况做到心中有数,并且与医师和辅导人员密切配合,以便随时随地得到相应的指导,选择力所能及的姿势与恰当的意念活动进行锻炼,充分体现量力而行的原则,从而取得最佳锻炼效果。

8. 关于运动量 运动量的掌握与控制是否得当,直接影响锻炼的效果,同时也影响锻炼者的兴趣。既要在锻炼中使潜在的能量发挥出来,又不许体力过分消耗。就功法训练的内容来看,其本身就包括对自身进行再认识的过程。要做到舒适得力,适可而止,具体而灵活地掌握和控制运动量。初学者最好是留有余力,与运动量有关的诸多因素,应综合在一起来判断,这是非常重要的。如果单纯片面地追求某一项指标作为运动量大小的度量标准,并认为是找到了捷径,这在认识上便是错误的。例如,有些患者或是功法爱好者,由于想尽早祛病健身,或更快掌握功法套路,就以"恨病吃药"的态度去锻炼,片面认为出汗越多效果越好,姿势越低疗效越高,时间越长越好,意念活动越激烈紧张就越能进步显著等等,这种脱离实际的想法和做法往往导致事与愿违的结果。功法练习应以当日除练功外没有其他过大体力活动的情况下,次日清晨起床时不感到疲劳为度。总之,在练功时留有余力,练功后精力旺盛是运动量恰到好处的标志。

9. 切记不拘形式 练功不是摆空架子,起关键作用的是内容而不是形式。练习功法稍久后,会感到身体有漂浮感,内外放松,四肢百骸及内脏无处不轻松舒适。作为感觉器官之一的皮肤,由于缺乏锻炼,往往影响整体的放松,造成反应不灵敏,动作不协调。为此可以设想站在淋浴喷头下面,温度适宜的小水珠从头到脚流遍全身,用皮肤感受那些细小水珠淋浴的舒适感。亦可设想微风习习,吹遍全身,根根毛发都可以感知清风往返和轻拂舒畅。进而,也可以摸索在水中或者大气中感受水或空气中的阻力与浮力。意念活动的选择,最好切合自己的实际情况。意念活动的再现是需要亲身感受的,不可强求,不可执着,要在自然中逐步去做。意念活动要适可而止,如果一时做不到上述要求时,不可急躁,以免造成紧张。另外做意念活动时,达到了既定目的,就不必再用意念活动,直到那种舒适感觉消失时,不可再用意念诱导。还有一点要注意的是,在采用意念活动的内容时,脑中要逐渐形成的是美好的事物。

值得强调的是,强身健体的方法无穷无尽,"饮河止于满腹",勿要贪多,一法代万法,学会一种功法,实践运用,体悟总结,就会产生相当大的乐趣和获得健康的保障。功法练习是不限年龄、性别、体质,不拘场地大小、时间长短,人人可以随时随地地练习。除此之外,对体位要求也很灵活,可以站着练,还可以坐着练、运动着练、卧着练、持器械练。总之行站坐卧都可练习,皆以方便安全为首务。

 ## 第三节 功法养生三要素

功法养生中的三大要素是指练功中对姿势、呼吸、意念的要求,即调身、调息和调心。调身、调息、调心是功法练习中的三大法宝,三者是相互结合、相互影响、相互促进、相辅相成的关系。其中,调心贯穿在调身和调息的始终。调身要做到"形松",主要依靠大脑的意念活动,以疏通经络,达到"形正体松"境界;调息要做到对呼吸的调节,也主要依靠意念来完成;调心是"三调"的中心,调身、调息有助于调心。

对每一位初学者来说,掌握好这三大要素,是练好功法的关键。同时,做好"三调"也是功法能否发挥养生作用的关键。三大要素做得好,练功才能正确,养生方能见效;而如果三要素做得不好,则不仅不能达到延年益寿的目的,相反还可能对人体造成不必要的损害。因此,对于初学功法的练习者,一定要首先做到这三大要素,端正姿势、调整呼吸、排除杂念,达到身心统一,从而进入真正的功法习练状态。

自学练功的人,尤其在练功的初级阶段,要正确地掌握和使用"三调"。首先,要对功法的涵义、作用和原理有一个初步的了解;第二,根据练习"三调"方法和注意事项,学练"三调";第三,在对"三调"有了基本了解和初步掌握后,再练习功法,这样循序渐进,就不会顾此失彼。有些自学练功的人,在初学时,对功法的涵义、作用、原理及"三调"的基本方法完全无知,就急于按照书上所介绍的某种功法自行练习起来,往往很难取得成功。

自学功法与有老师教学练功,有时对"三调"掌握的快慢不尽相同。有老师教授时,由于老师对"三调"的要领讲解得比较透彻,所以掌握起来也较快。自学练功时,对"三调"的要领主要是靠自己摸索体会,掌握起来可能会慢一些,因此不能急于求成,要顺其自然,水到渠成。这是每一位自学练功者必须牢记的,否则就很难进入功法的状态。

第四节　什么是功法中的调身，其作用是什么

一、何谓调身

调身，调是调整，身是身形、动作。调身即是指调整形体姿势，使之符合练功的要求。调身要求做到"形松"，即调整好姿势，使全身处于一种松弛不受拘束的自然生理状态。通过调身，一方面有助于疏通经络、改善循环、促进代谢；另一方面通过形体运动与意、气的适当配合，能够起到助人入静的作用，符合"气顺""心定"的要求。

二、为何要调身

在练功中，为什么要调身，注重姿势呢？"身不调则气不顺，气不顺则心不定"；调身还是为了达到"身安则道隆"，消除人体各个部位一切外来和内在的压迫，使得整个人体处于最佳的生理状态。

三、调身的内容

不同的功法，对调身的要求是完全不同的。调身一般分行、立、坐、卧、做。5 种情况都必须与调心和调息配合进行。调身的总要求是宽衣解带，舒适自然，不拘形式。

1. **行**　要平正不摇，注意道路，气贯丹田，呼气提肛，吸气放松。

2. **立**　两足平行与肩同宽，双膝微屈，躯干平直，含胸收腹，两臂向前半举，屈肘屈腕如抱球状，双目半闭凝视鼻端，然后调息，意守丹田。

3. **坐**　有自由式和盘膝式两种。①自由式：选适当高度之椅、凳或床,双脚踏地而坐,双腿分开与肩同宽,双手仰掌叠放一起置于小腹前,目半睁,视鼻端,或双手合掌如佛,目半睁视指端。②盘膝式:有单盘膝、双盘膝和自然盘膝。单盘膝是将一侧小腿放在另一小腿上;双盘膝是先将右小腿放在左小腿上,再把左小腿搬起放在右小腿上,两小腿交叉,两足底朝天放在大腿上;自然盘膝是两小腿自然交叉成八字形,两足压在大腿下。上身姿势皆同自由式。行功应备软垫,两腿发麻时,可行自我按摩后收功。

4. 卧　适于病弱或失眠者,可于睡前行此功。以右侧卧位为佳,头稍向前。下面的一手自然屈肘放枕前,手心向上;上面一手自然放在大腿上,手心向下,或放在丹田处,手心按腹。腿的姿势是,下面的一腿自然伸直或略屈,上面的一腿屈膝120°放在另一腿上。

5. 做　有两个含意:其一是指日常劳作时,根据工作的性质,采取合理的不易疲劳姿势,配合意守丹田和腹式呼吸,其精神实质是时时处处都可意守丹田练功;其二是指导引、太极拳等各家各派的动功功法,其姿势动作五花八门,应选其一种,认真实行。

总之,调身即调整形体,使自己的身体符合练功姿势形态的要求。

 第五节　什么是功法中的调息,其作用是什么

一、何谓调息

调息,即是指练功中对呼吸的调整和锻炼。中医学认为"一呼一吸为一息",调息通过调整呼吸的频率、强度、快慢以影响气体在人体中的运行和交换。强调呼吸要任其自然,做到勿忘勿助,不能强呼硬吸,更不能憋气。不能硬性规定呼吸次数,强求呼吸深浅,刻意注重呼吸动作等,重在意念不在形,通过自然而然地调整呼吸,才可以达到身心放松,促进气血运行、气体交换,增进营养物质运输,按摩内脏和调节自主神经的目的。

二、调息的方法

调息时一般采用自然呼吸法,完全听其自然,而不要控制呼吸。因为呼吸本身是人的生理本能,一有矫揉造作便破坏了本能,有百害而无一利。功法锻炼中虽有时要求口微张,但尽量用鼻呼吸。练功者不应过多注意口鼻的同时呼吸,绝不应故意延长呼吸,特别不应憋气。练功时间长了,虽然是自然呼吸,但不同于平时的呼吸,而是逐渐成为腹式呼吸。即每次呼吸,小腹部位均有一张一瘪的感觉。在自然呼吸的基础上,逐步达到匀、细、深、长。最佳境界是完全忘了呼吸,似乎已经不用鼻子呼吸,感觉是周身的毛孔均已张开、放大,所有毛孔都在进行呼吸,与外界空气进行着交流。达到这种境界会感到非常舒适,但不能强求,练习日久,自然会出现。总之,呼吸必须顺其自然,不可人为控制,把自然变成不自然,把正常呼吸变为不正常呼吸。

第六节　什么是功法中的调心, 其作用是什么

一、何谓调心

调心,是指练功中对心理活动的调节。通过运用精神、意识、思维等的作用,来调整人体的功能状态。调心要求"心定",在功法练习过程中使意念集中于某一事物,如身体的某一部位、穴位或自然景物等,排除杂念,"以一念代万念",以达到"意守"的境界,从而提高疗效。

人不同于一般动物的一个重要标志是人有意识。意识对于功法的效应起着决定性的作用,因此意识的净化和训练便是功法锻炼的中心环节,这一环节即是"调心"。"调心"的中心内容是意念的集中和应用。功法中的意识训练是指:在练功过程中把自己的思想、情绪、思维意识与功法的要求统一起来,排除杂念,使大脑活动有针对性地高度集中,从而进入一种虚空、轻松愉快的境界。

二、调心的方法

调心在练功中是至关重要的,是练中高级功夫的要点。练功中调整到下意识出来了,自然而然,才是真正进入气功境界,才能如意调心。

调心的方法有多种,其基本方法如下。

1. 意守法 意守法,就是将大脑的意念集中到身体的某一部位或穴位上,并排除思想中的一切杂念,达到入静境界的一种方法。意守法是练功时最普遍运用的方法,只有意守得好,练功才能较快地取得效果,才不会出现偏差。由于人的思想很复杂,受到外界社会、环境的刺激和影响很多,所以想的问题非常多,排除杂念,就是从许许多多的问题转想一个问题,在功法中称为"以一念代万念"。在意守中,关键在于守一,就是说要只有一个念头,守一个位置,不能忽而守这,忽而守那。初学练功的人,主要是集中在精神上下工夫,就是集中想一个问题,但不可过分用一念和强制意守,要做到所谓"似守非守",让大脑逐渐进入入境状态,以防引起大脑皮质兴奋,不能迅速获得意守的效果。

2. 默念法 默念法,就是默念某些词句等,即用意默念,而不出声,以排除杂念,使身体放松入静的一种方法。默念法与作念法在内容和做法上基本相似。所谓作念,是指自我构念。练习者可根据治病、保健和练功的需要,自己主动默念某种特有的内容,深信自己身体内能发生默念内容的变化。默念也是调整心神的重要手段之一,不仅能有效地排除杂念,还能有效地调节和改善机体的功能状态。

3. **数息法** 所谓数息法,就是默数呼吸,连续计数,进行调心的一种方法。练功中,集中思想来计数呼吸,可以排除杂念,使心境平静、全身放松。一般认为,默数息几百次后,全身感到轻松舒适,就不要再连续数息,而改为随息。所谓随息,就是思想随着呼吸而不想其他问题,使身体逐渐进入一种安静舒适的状态。数息法,不仅可以排除杂念,容易入静,还可以调整和训练呼吸,促进调息。

4. **贯气法** 此法是按呼吸时呼与吸的变化,将意念从人体的一个部位或一个穴位转到另一个部位或另一个穴位的一种调心方法。这种调心方法,虽是利于疏通经络、调和气血,但不便于初学练功者掌握,在此不做具体介绍。

第七节 功法的学习方法与意义

养生功法主要介绍易筋经、少林内功、五禽戏、六字诀、八段锦等,重点介绍功法上的锻炼方法、功法的基本作用等,并帮助大家选择行之有效的其他功法,以达到强身健体、疏通经络、防治疾病的目的。

推拿功法与临床疾病治疗相结合,应用功法练习以维持和恢复机体的正常生理功能、机体的代偿功能,帮助患者康复。例如,推拿功法中"动静结合"的治疗原则,也是治疗骨关节疾病的主要方法之一,尤其是在损伤后遗症治疗中占有重要地位,对各种慢性疾病如脊柱退行性疾病、骨关节疾病、糖尿病、高血压、失眠等的康复也有良好的促进作用。正确掌握和运用推拿功法,可以发挥自己的主观能动性,调动个人的积极因素,加速疾病的康复。通过功法理论学习及功法锻炼,使大家掌握推拿功法的

沪上中医名家养生保健指南丛书

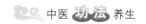

基本理论与基本锻炼方法,增强内力与体能。

推拿功法的理论来源于中医学基本理论、导引功法和长期的临床医疗实践,诸如"阴阳平衡""法于阴阳,和于术数""天人相应""整体观念"等中医学理论,并指导练功实践。随着社会的发展和进步,具有现代特征的身心疾病越来越多,而对其治疗却是现代医学的一个难题,这些方面恰恰是传统功法的优势所在。长期以来,功法锻炼一直是中医养生、康复、治疗的重要手段。推拿功法学应主动适应现代康复医学的发展,立足学科交叉,不断有所创新,最终成为现代医学中的一种重要手段。近年来,现代科学的新技术、新方法逐渐被应用到生物学、心理学、行为医学、运动医学、康复医学、脑科学等学科中,生命科学得到空前的发展。推拿功法学的研究对象是人,因而一切关于人体科学乃至生命科学的研究成果,都是值得我们学习和借鉴的。

同时,中医学、养生学、武术、气功等学科中也有许多可以汲取的内容。推拿功法在继承的基础上不断创新,将学科交叉内容成为其自身发展的先决条件,并随着时代的发展而汲取新的营养,不断构筑完整的学科体系,才能始终充满活力。但最重要的是,要客观评价疗效,开展科学研究。由于现代诊断技术的不断发展,疾病的诊断方法越来越多,疗效判定也越来越客观,这对于评价一种治疗方法的疗效水平是十分重要的。在进行推拿功法学的科学研究时,应尽可能地吸收这些方法为我所用,以便得出更加客观可靠、重复性强、应用面广的结果。同时也要认识到,由于历史的局限性,传统的功法研究方法存在着明显的不足,这正是现代功法科研工作者所要努力解决的问题。

对于练习者而言,练习功法不但需要系统的理论知识学习,而且需要长期的功法锻炼及反复体悟的过程,要有一定的恒心和毅力。在功法锻炼过程中,最好有老师的正确指导。学练功法,古今练功家都强调"悟性"的重要性。悟性其实指的是人们在练功过程中对功法的感悟与间接思维方式。这种悟性在练功中确实能起到一定的作用,但这并非是唯一要求。功法练习的理论来自于练功实践,是对练功者身心体验和境界的描述、分析与总结。如果学习功法理论时没有自身的功法锻炼实践基础,那么对其理论的把握只能停留在空洞的字句和概念上。只有具备了实际的练功体验,才能真正理解功法理论的内涵所在,脱离了练功实践的理论,即使感悟了也只是"口头"上的。因此,有了好的悟性还要坚持不懈地练功实践。练功是一项艰苦而长期的锻炼过程,非一日之功。因为功夫是随着练功时间的积累而逐步凸显出来的,只有具备只顾攀登,莫问山高的精神,才能使功夫由小到大,由微至著,做到功到自然成。如果停停练练,三天打鱼,两天晒网;或者朝三暮四,盲目改换功法;或者异想天开,追求所谓的神功异术,那么即使有再好的悟性也练不成功夫、收不到练功效果。推拿功法的练习者既要结合自己心理的需要,也要符合病情的需求。只有不断实践,循序渐进,长期坚持,反复体会,将功法锻炼与临床疾病治疗相结合,才能达到相对满意的治疗效果。

　　总之,功法锻炼者首先需要学习功法基本理论,在中医学基本理论指导下,加深对功法功理的理解;其次,功法练习者需要理论与练习相结合;再次,功法练习与临床治疗相结合。很多慢性疾病治疗的远期疗效并不理想,而患者进行功法锻炼,既能达到巩固药物或其他治疗方法的治疗效果,又可以尽可能地防止疾病复发。

第三章
中医养生功法简介

 第一节　功法（静功、动功）

一、易筋经（立位）

（一）易筋经的源流

易筋经是我国古代流传下来的以强健筋骨为目的的健身方法，在我国传统功法和民族体育发展中有着较大的影响，千百年来深受广大群众的欢迎。

易筋经为何人所创，历来众说纷纭。从现有文献看，大多认为易筋经为禅宗初祖、印度僧人达摩来到中国后所创。达摩原为南天竺国（南印度）人。后魏孝明帝太和年间，印度达摩来华传教（公元 527 年），并最终到达嵩山少林寺。

对于易筋经名称由来，也是众说纷纭。一种是据《指月录》记载："越九年，欲返天竺，命门人曰'时将至矣，汝等盍言所得乎？'有道副对曰：'如我所见，不持文字，不离文字，而为道用。'祖曰：'汝得吾皮。'尼总持曰：'我今所解，如庆喜见阿閦佛国，一见更不再见。'祖曰：'汝得吾肉。'道育曰：'四大本空，五阴非有。而我见处，无一法可得。'祖曰：'汝得吾骨。'最后，慧可礼拜，依位而立。祖曰：'汝得吾髓。'"另外，六朝时流传的《汉武帝内传》等小说中也载有东方朔"三千年一伐毛，三千年一洗髓"等神话，这大概就是"易筋经""洗髓经"等名称的由来。

在易筋经流传过程中,少林寺僧侣起到了重要作用。根据史料记载,达摩所传禅宗主要以河南嵩山少林寺为主。由于禅宗的修持大多以静坐为主,坐久则气血瘀滞,须以武术、导引术来活动筋骨。因此,六朝至隋唐年间,在河南嵩山一带盛传武术及导引术,少林寺僧侣也借此来活动筋骨,习武健身,并在这个过程中不断对其进行修改、完善、补充,使之成为一种独特的习武健身方式,并最终定名为"易筋经",进而在习武僧侣中秘传。

自古以来,《易筋经》典籍流传于世,并有《伏气图说》《易筋经义》《少林拳术精义》等其他名称。从有关文献资料看,宋代托名"达摩"的《易筋经》著述非常多。当时,张君房奉旨编辑《道藏》,另外还有《云笈七签》《太平御览》等书问世,从而使各种导引术流行于社会,而且在民间广为流传"通过修炼可以'易发''易血'"的说法。由此推测,少林寺僧侣改编的易筋经不会晚于北宋,因为宋代以后的导引类典籍大多夹杂"禅定""金丹"等说法,而流传下来的少林寺《易筋经》并没有此类文句。明代周履靖在《"赤凤髓"食饮调护诀第十二》中记述:"一年易气,二年易血,三年易脉,四年易肉,五年易髓,六年易筋,七年易骨,八年易发,九年易形,即三万六千真神皆在身中,化为仙童。"文中的"易髓""易筋"应与《易筋经》有先后联系。另外,《易筋经》第一势图即韦驮献杵。"韦驮"是佛教守护神,唐初才安于寺院中。因此,易筋经本为秦汉方仙道的导引术,被少林寺僧侣改编于唐宋年间,至明代开始流传于社会,应该没有疑义。

明天启四年《易筋经》的伪李靖序中曾对《易筋经》书名的命名和取意有所交代:北宋景德年间(1004～1007)有一段达摩与诸弟子的对答,达摩对诸弟子的答语,评价为"得吾皮""得吾肉"或"得吾骨",只有对慧可的评价最高,说是"得吾髓"。所谓得皮、得肉、得骨、得髓都是一种"譬喻",并非实指,不过是比喻对其禅法的领悟程度。这篇伪李靖序,从达摩说二祖慧可"得吾髓"这句话衍生出达摩把《洗髓经》传给慧可之论,并且强调说并非"漫语"。至于"易筋",此序强调"筋"对"连络周身,通行血气"的重要性。在《易筋经》正文《总论》中,交代"易"是"变化"的意思,"筋"指人体的经络;认为人之身有内有外,"洗髓"能"清其内","易筋"是"坚其外","洗髓""易筋"之后,就可以体证佛道,得享高寿了。

目前发现流传至今最早的易筋经十二势版本,载于清代咸丰八年辑录的《内功图说》中。总的来看,传统易筋经侧重于从宗教、中医、阴阳五行学说等视角对功理、功法进行阐述,并且形成了不同流派,收录于不同的著作中。

(二)易筋经的功法特点

易筋经外功注重外壮,《易筋经外经图说》指出:"凡行外壮功夫,须于静处面向东立,静虑凝神,通身不必用力,只须使其气贯两手,若一用力则不能贯两手矣。每行一式,默数四十九字,接行下式,毋相间断。行第一式自觉心思法则俱熟,方行第二式。速者半月,迟者一月,各式俱熟,其力自能贯上头顶。此炼力炼气,运行易筋脉之法也。"

易筋经的锻炼方法有 12 势。易筋经功法多采用站式,以一定的姿势,借呼吸诱导,逐步加强筋脉和脏腑的功能。大多数采取静止性用力,呼吸以舒适自然为宜,不可屏气。

现代总结易筋经,其主要特点如下。

1. 动作舒展,伸筋拔骨 易筋经中的每一势动作,不论是上肢、下肢还是躯干,都要求有较充分的屈伸、外展内收、扭转身体等运动,从而使人体的骨骼及大小关节在传统定势动作的基础上,尽可能地呈现多方位和广角度的活动。其目的就是要通过"拔骨"的运动达到"伸筋",牵拉人体各部位的大小肌群和筋膜,以及大小关节处的肌腱、韧带、关节囊等结缔组织,促进活动部位软组织的血液循环,改善软组织的营养代谢过程,提高肌肉、肌腱、韧带等软组织的柔韧性、灵活性,以及骨骼、关节、肌肉等组织的活动功能,达到强身健体的目的。

2. 柔和匀称,协调美观 易筋经每势动作之间变化过程清晰、柔和。整套功法的运动方向,为前后、左右、上下;肢体运动的路线,为简单的直线和弧线;肢体运动的幅度,是以关节为轴的自然活动角度所呈现的身体活动范围;整套功法的运动速度,以匀速缓慢地移动身体或身体局部。动作力量上,要求肌肉相对放松,用力圆柔而轻盈,不使蛮力,不僵硬,刚柔相济。每势之间无复杂和重复动作,便于中老年人学练。同时,对有的动作难度作了不同程度的要求,也适合青壮年练习。

本功法动作要求上、下肢与躯干之间、肢体与肢体之间的左右上下,以及肢体左右的对称与非对称,都应有机地整体协调运动,彼此相随,密切配合。因此,易筋经呈现出动作舒展、连贯、柔畅、协调,动静相兼。同时在精神内含的神韵下,给人以美的感受。

3. 注意脊柱的旋转屈伸 脊柱是人体的支柱,又称"脊梁"。由椎骨、韧带、脊髓等组成,具有支持体重、运动、保护脊髓及其神经根的作用。神经系统是由颅腔和椎管里的脑和脊髓以及周围神经组成。神经系统控制和协调各个器官系统的活动,使人体成为一个有机整体以适应内外环境的变化。因此,脊柱旋转屈伸的运动有利于对脊髓和神经根的刺激,以增强其控制和调节功能。本功法的主要运动形式是以腰为轴的脊柱旋转屈伸运动,如"九鬼拔马刀势"中的脊柱左右旋转屈伸动作,"打躬势"中椎骨节节拔伸前屈、卷曲如勾和脊柱节节放松伸直动作,"掉尾势"中脊柱前屈并在反伸的状态下做侧屈、侧伸动作。因此,本功法是通过脊柱的旋转屈伸运动以带动四肢、内脏的运动,在松静自然、形神合一中完成动作,达到健身、防病、延年、益智的目的。

4. 易筋经的养生作用 易筋经能够改善练习者的心血管系统、呼吸系统、消化系统的功能,对提高平衡能力、柔韧性和肌肉力量有很好的效果;对锻炼者的情绪产生积极影响,可以降低焦虑和抑郁程度;对中老年疾病有积极的预防作用。

沪上中医名家养生保健指南丛书

（三）易筋经的具体内容

古代相传的易筋经姿势及锻炼法有 12 势，即韦驮献杵（有 3 势）、摘星换斗、三盘落地、出爪亮翅、倒拽九牛尾、九鬼拔马刀、青龙探爪、卧虎扑食、打躬势、掉尾势等。

第一势：韦驮献杵第一势

见图 3-1。

两臂曲肘，徐徐平举至胸前成抱球势，屈腕立掌，指头向上，掌心相对（距离 10 厘米左右）。此动作要求肩、肘、腕在同一平面上，合呼吸酌情做 8～20 次。

诀曰：立身期正直，环拱手当胸。气定神皆敛，心澄貌亦恭。

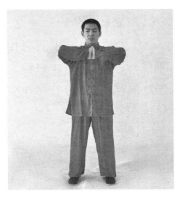

图 3-1　韦驮献杵第一势

第二势：横胆降魔杵　见图 3-2。

两足分开，与肩同宽，足掌踏实，两膝微松；两手自胸前徐徐外展，至两侧平举；立掌，掌心向外；两目前视。吸气时胸部扩张，臂向后挺；呼气时，指尖内翘，掌向外撑。反复 8～20 次。

诀曰：足趾挂地，两手平开。心平气静，目瞪口呆。

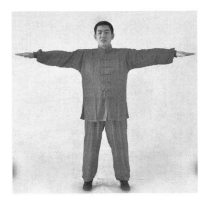

图 3-2　横胆降魔杵

第三势：掌托天门　见图 3-3。

两脚开立，足尖着地，足跟提起；双手上举高过头顶，掌心向上，两中指相距 3 厘米；沉肩曲肘，仰头，目观掌背；舌舐上腭，鼻息调匀。吸气时，两手用暗劲尽力上托，两腿同时用力下蹬；呼气

时,全身放松,两掌向前下翻。收势
时,两掌变拳,拳背向前,上肢用力将
两拳缓缓收至腰部,拳心向上,脚跟着
地。反复8～20次。

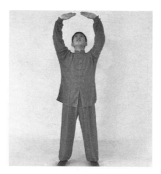
图3-3　掌托天门

诀曰:掌托天门目上观,足尖着
地立身端。力周腿胁浑如植,咬紧牙
关不放宽。舌可生津将腭舐,鼻能调
息觉心安。两拳缓缓收回处,用力还
将挟重看。

第四势:摘星换斗势　见图3-4。

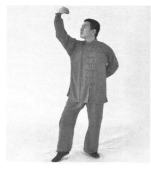
图3-4　摘星换斗势

右脚稍向右前方移步,与左脚形
成斜八字,随势向左微侧;屈膝,提右
脚跟,身向下沉,右虚步;右手高举伸
直,掌心向下,头微右斜,双目仰视右
手心;左臂曲肘,自然置于背后。吸
气时,头往上顶,双肩后挺;呼气时,
全身放松,再左右两侧交换姿势锻
炼。连续5～10次。

诀曰:只手擎天掌覆头,更从掌内注双眸。鼻端吸气频调
息,用力回收左右侔。

第五势:倒拽九牛尾势　见图
3-5。

右脚前跨一步,屈膝呈右弓步;右
手握拳,举至前上方,双目观拳;左手握
拳,左臂屈肘,斜垂于背后。吸气时,两
拳紧握内收,右拳收至右肩,左拳垂至
背后;呼气时,两拳两臂放松还原为本势
预备动作。再身体后转,呈左弓步,左右
手交替进行。随呼吸反复5～10次。

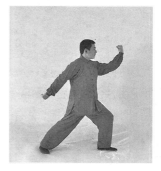
图3-5　倒拽九牛尾势

诀曰:两腿后伸前屈,小腹运气空松。用力在于两膀,观拳须注双瞳。

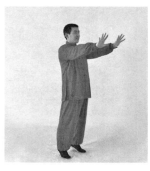

图3-6 出爪亮翅势

第六势:出爪亮翅势 见图3-6。

两脚开立,两臂前平举,立掌,掌心向前,十指用力分开,虎口相对;两眼怒目平视前方;随势脚跟提起,以两脚尖支持体重。再两掌缓缓分开,上肢呈一字样平举,立掌,掌心向外,随势脚跟着地。吸气时,两掌用暗劲伸探,手指向后翘;呼气时,臂掌放松。连续7~12次。

诀曰:挺身兼怒目,推手向当前。用力收回处,功须七次全。

第七势:九鬼拔马刀势 见图3-7。

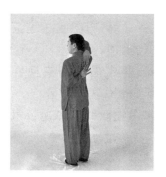
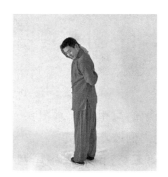

A   B
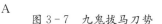
图3-7 九鬼拔马刀势

脚尖相衔,足跟分离呈八字;两臂向前呈叉掌立于胸前;左手屈肘经下往后,呈勾手置于身后,指尖向上;右手由肩上屈肘后伸,拉住左手指,使右手呈抱颈状;足趾抓地,身体前倾,如拔刀一样。吸气时,双手用力拉紧,呼气时放松。左右交换。反复5~10次。

诀曰：侧首湾肱，抱顶及颈。自头收回，弗嫌力猛。左右相轮，身直气静。

第八势：三盘落地势　见图3-8。

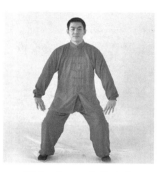

图3-8　三盘落地势

左脚向左横跨一步，屈膝下蹲成马步；上体挺直，两手叉腰，再屈肘翻掌向上，小臂平举如托重物状；稍停片刻，两手翻掌向下，小臂伸直放松，如放下重物状。动作随呼吸进行，吸气时如托物状，呼气时如放物状。反复5～10次。收功时，两脚徐徐伸直，左脚收回，两足并拢，呈直立状。

诀曰：上腭坚撑舌，张眸意注牙。足开蹲似踞，手按猛如挐。两掌翻齐起，千觔重有加。瞪目兼闭口，起立足无斜。

第九势：青龙探爪势　见图3-9。

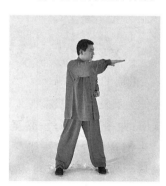

图3-9　青龙探爪势

两脚开立，两手呈仰拳护腰；右手向左前方伸探，五指捏成勾手，上体左转，腰部自左至右转动，右手亦随之自左至右水平划圈，手划至前上方时，上体前倾，同时呼气；划至身体左侧时，上体伸直，同时吸气。左右交换，动作相反。连续5～10次。

诀曰：青龙探爪，左从右出。修士效之，掌气平实。力周肩背，围收过膝。两目平注，息调心谧。

第十势：卧虎扑食势　见图3-10。

右脚向右跨一大步，屈右膝下蹲，呈右弓左仆腿势；上体前倾，双手撑地；头微抬起，目注前下方。吸气时，同时两臂伸直，

沪上中医名家养生保健指南丛书

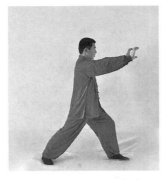

图 3-10 卧虎扑食势

上体抬高并尽量前探,重心前移;呼气时,同时屈肘,胸部下落,上体后收,重心后移,蓄势待发。如此反复,随呼吸而两臂屈伸,上体起伏,前探后收,如猛虎扑食。动作连续5～10次后,换左弓右仆脚势进行,动作如前。

诀曰:两足分蹲身似倾,屈伸左右髋相更。昂头胸作探前势,偃背腰还似砥平。鼻息调元均出入,指尖着地赖支撑。降龙伏虎神仙事,学得真形也卫生。

第十一势:打躬势 见图3-11。

两脚开立,脚尖内扣;双手仰掌缓缓向左右而上,用力合抱头后部,手指弹敲小脑后片刻。配合呼吸做屈体动作,吸气时,身体挺直,目向前视,头如顶物;呼气时,直膝俯身弯腰,两手用力使头

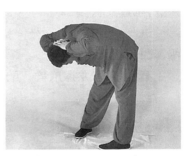

图 3-11 打躬势

探于膝间,作打躬状,勿使脚跟离地。根据体力反复8～20次。

诀曰:两手齐持脑,垂腰至膝间。头惟探胯下,口更咬牙关。掩耳聪教塞,调元气自闲。舌尖还抵腭,力在肘双弯。

第十二势:掉尾势 见图3-12。

两腿开立,双手仰掌由胸前徐徐上举至头顶,目视掌而移,身立正直,勿挺胸凸腹;十

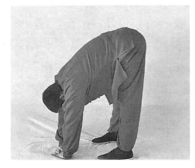

图 3-12 掉尾势

指交叉,旋腕反掌上托,掌以向上,仰身,腰向后弯,目上视;然后上体前屈,双臂下垂,推掌至地,昂首瞪目。呼气时,屈体下弯,脚跟稍微离地;吸气时,上身立起,脚跟着地。如此反复 21 次。收功时,直立,两臂左右侧举,屈伸 7 次。

诀曰:膝直膀伸,推手自地。瞪目昂首,凝神一志。起而顿足,21 次。左右伸肱,以七为志。更作坐功,盘膝垂眦。口注于心,息调于鼻。定静乃起,厥功维备。

二、少林内功(立位)

(一)少林内功的源流

少林内功是内功推拿的基础功法,原为武术强身的基本功,经历代辗转相传,至清末渐渐被内功推拿流派所采纳与利用,作为该流派培养医者身体专项素质的专业练功功法及临床配合手法治疗的医疗功法。少林内功源于武术强身的基本功法,是以站裆为基础,着重于腰腿(根基)的霸力和上肢运动的锻炼。锻炼时,以意运气,以气生劲,循经络而达于四肢。由于练功后增劲明显,强身健体作用大,清末以来被中医"内功推拿"流派所采用,经历代相传,至今已形成一套以"静力性"下肢裆势练习为主,结合上肢动作的练功方法,是推拿功法主要功种之一。

(二)少林内功的功法特点

少林内功的锻炼方法有别于一般功法,它不强调吐纳意守,而是讲求以力贯气,所谓"练气不见气,以力带气,气贯四肢"。在锻炼中要求上下肢及躯干背腰侧肌肉用"霸力",就是用足力气,下肢挺直,两股用力外旋夹紧,脚尖内收,五趾抓地,足跟踏实,躯干要挺拔,做到挺胸、收腹、含颌。上肢在进行各种锻炼时,要求凝劲于肩、臂、肘、腕、指,呼吸自然,与动作相协调,练时力达于四肢腰背,气随力行,注于经脉,使气血循行畅通,荣灌四肢九窍、五脏六腑,以至阴阳平复,气血充盈,因而能扶正健体,祛除病邪。少林内功锻炼时,还必须注意的是虽然周身肌肉静

沪上中医名家养生保健指南丛书

止性用劲,但呼吸要自然,不能屏气,即所谓"外紧内松",运动时要做到刚中有柔、刚柔相济。少林内功锻炼时全身紧张用力,习练久之,可使食欲增加,睡眠沉实。现代科学认识到这种功法可以促进新陈代谢,增强消化功能,并使神经系统的功能得到调节。

(三)少林内功的养生作用

练习少林内功有改善心肌供血、降脂等功效。长期练习少林内功,对生理功能具有双向调节作用,可作为多种慢性疾病的辅助疗法。导引形体方面,少林内功特殊的立位姿势可以加大额状面的身体安定因素,正确适度的少林内功锻炼可以提高脑组织的氧合能力。静力推拿功法训练不仅能提高局部肌肉的专门适应性,而且能改善心功能与心血管功能、提高有氧耐力、增强心肺功能、提高人体最大摄氧量等。部分老人练功后甲皱微循环改善,天气寒冷时习惯性冻疮不再发生。随着现代社会竞争日趋激烈,工作压力、生活成本不断增加,人们体力、脑力长期处于疾病或亚健康疲劳状态,但多数人苦于没有时间去医院看病,或者被迫加入排队就医的人海。如人们对少林内功的功法套路加以锻炼,既可以发扬我国民族传统功法的优势,又可为自己的健身服务。

(四)少林内功基本内容

1. 基本裆势

(1)站裆势:见图3-13。

【**裆势**】立正,左足向左平跨一步,与肩等宽或略宽于肩,足尖略收呈内八字,五趾抓地,足跟踏实,下肢用力向外旋夹紧双腿,使双下肢形成一股强大的呈外旋趋势的静止性拧旋力,即用霸力站稳,外静内动,呈落地生根之势。头如顶物,端

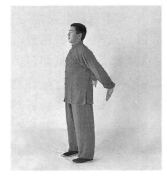

图3-13 站裆势

平,前胸微挺,项背腰脊正直,勿斜,蓄臀收腹,腹肌放松。两肩放平,勿耸,两肩胛骨用力夹紧对拔。上臂后伸,肘伸直,腕背伸,四指并拢,拇指用力外指向臀部,呈直臂撑掌势。精神贯注,自然呼吸,或顺腹式呼吸。

【技术要领】本裆势要求做到三直四平。三直,即用霸力使臂直、腰直、腿直;四平,即头端平、肩平、掌平、脚平。两脚内扣,运用霸力,夹肩、挺肘、伸腕、翻掌、立指。挺胸收腹,舌抵上腭。胸腹放松,呼吸自然,两目平视。

【应用】本势为锻炼少林内功的主要基本站桩功,它要求下肢足尖略收呈内八字站立,五趾着地,下肢外旋,两大腿以内侧肌群,如耻骨肌、股薄肌、长收肌、短收肌以及大收肌等为主收缩夹紧,运用霸力,劲由上贯下注足。上肢以背阔肌、大圆肌、三角肌后束为主使两臂后伸,用力使两肩胛骨内缘靠拢夹紧,并通过前臂桡侧肌群如桡侧腕长伸肌等使手腕背伸,拇长伸肌和指总伸肌等使手指伸直。总之要凝劲于四肢,使气贯四肢。四肢末端乃十二经脉之本,练习本势可通调十二经脉气血,使其循行畅通,外荣四肢百骸,内灌五脏六腑,从而调和阴阳、疏通气血、调整脏腑功能,起到扶正祛邪的作用。

(2)马裆势:见图3-14。

【裆势】立正,左足向左平开一步,屈膝下蹲,两足距离略宽于肩,两膝和脚尖微向内扣,两脚跟微向外蹬,呈内八字,用霸力站稳。两上肢呈直臂撑掌势;或两手平放两胯处,虎口朝内。上身挺胸,收腹微微前倾,重心放在两腿之间,头如顶物,目须平视,呼吸自然。

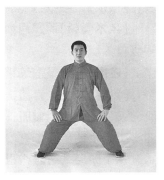

图3-14　马裆势

【技术要领】沉腰屈膝,膝不过

足尖,挺胸收腹,两目平视,自然呼吸或顺腹式呼吸。

【应用】本势是锻炼下肢的基本功,所谓练"架力"的功夫,它要求以半腱肌、半膜肌、股二头肌、缝匠肌、股薄肌以及腓肠肌为主,使两膝屈曲下蹲并使膝部和脚尖微向内扣,以其拮抗肌即股四头肌收缩,保持马步姿势,并通过骶棘肌和腹直肌、腹外斜肌、腹内斜肌和腹横肌等的作用,以挺胸收腹,将重心放在两腿之间,从而达到健腰补肾之功。

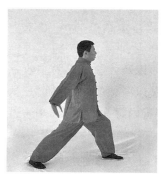

图 3-15　弓箭裆势

(3) 弓箭裆势:见图 3-15。

【裆势】立正,身向右旋,右足向右前方跨出一大步,距离可根据自己身体高矮取其自然;在前之右腿屈膝半蹲,膝与足成垂直线,足尖内扣;左腿在后,膝部挺直,足略向外撇,脚跟必须着地,呈前弓后箭之势,用霸力站稳,此为右弓箭裆势。左弓箭裆势时,则左脚在前,右脚在后。上身略向前俯,重心下沉,臀须微收,两臂后伸成直臂撑掌势;或两手叉腰,蓄势待发。全神贯注,虚领顶颈,呼吸自然。

【技术要领】前腿屈如弓,后腿直如箭,重心下沉,挺胸收腹,呼吸自然。

【应用】本势是锻炼裆势的重要"功势"。要求呈前弓后箭之势,即以髂腰肌、股直肌、阔筋膜张肌、缝匠肌,以及半腱肌、半膜肌、股二头肌、股内侧肌群和腓肠肌为主,使前腿屈髋屈膝,以股四头肌为主使后腿挺直。锻炼时要用劲后沉,使势有待发之态,练至一个阶段就可结合上肢动作。

(4) 磨裆势:见图 3-16。

【裆势】右弓步,上身略向前俯,重心下沉,臀微收,两手仰掌护腰。左手化俯掌屈肘徐徐向右上方推出,掌根及臂外侧运动徐徐向左方磨转,同时身随其向左旋转,右弓步演变成左弓步,左手变仰掌护腰。再右手化俯掌屈肘徐徐向左上方推出,掌根及臂外侧运动徐徐向右方磨转,同时身随其向右旋转,左弓步演变成右弓步,右手变仰掌护腰。

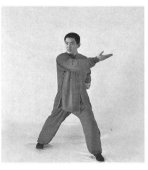

图 3－16　磨裆势

【技术要领】前弓后箭,重心下沉,上肢蓄力,徐徐磨转。

【应用】本势下肢要求呈前弓后箭势,上肢要求由仰掌化俯掌,屈肘向右(左)上方推出,以锻炼上肢肌群,尤以三角肌、冈上肌、冈下肌、小圆肌为主,蓄力于掌根、臂外,徐徐向左(右)方磨转,同时身随其转,右(左)弓步演变成左(右)弓步。左右同。

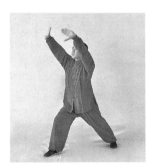

图 3－17　亮裆势

(5) 亮裆势:见图 3－17。

【裆势】同"弓箭裆势"。两手由后向上亮掌,指端相对,掌心朝上,目注掌背,上身略前俯,重心下沉。换步时向后转,两掌收回由腰部向后,左右同之。

【技术要领】上举亮掌,目注掌背,换步后转,两掌收回。

【应用】本势预备姿势为"弓箭裆势",以锻炼冈上肌、三角肌、斜方肌和前锯肌为主,蓄力上举亮掌,当换步后转时,两掌收回后伸。

(6) 并裆势:见图 3－18。

【裆势】并足立正,两足跟微微向外蹬,足尖并拢,五趾着实,用霸力站稳。两上肢呈直臂撑掌势。

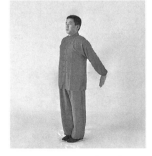

图 3－18　并裆势

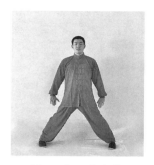

图 3 - 19 大裆势

【技术要领】同"站裆势"。

【应用】同"站裆势"。

(7) 大裆势：见图 3 - 19。

【裆势】左足向左分开一大步,双足呈内八字,双膝伸直,用霸力站稳。两上肢呈直臂撑掌势。

【技术要领】同"站裆势"。

【应用】同"站裆势"。

(8) 悬裆势：见图 3 - 20。

【裆势】左足向左横开一大步,屈膝半蹲,两足距离较"马裆势"稍宽,霸力站稳。两手动作与"马裆势"相同,故又称"大马势"。

【技术要领】同"马裆势"。

【应用】同"站裆势"。

(9) 低裆势：见图 3 - 21。

【裆势】立正,足尖并拢,五趾着地,足跟外蹬,呈内八字。屈膝下蹲,

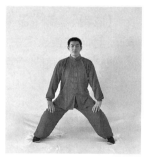

图 3 - 20 悬裆势

上身下沉,臀部后坐不可着地,故有蹲裆之称。同时两手握拳上举,肘要微屈,拳心相对,双目平视。

【技术要领】屈膝下蹲,上身下沉,臀不着地,握拳上举,拳心相对,两肘微屈。

【应用】本姿势以锻炼半腱肌、半膜肌、股二头肌、股薄肌、腓肠肌以及髂腰肌、股直肌、阔筋膜张肌为主,屈膝屈髋,使上身下沉,并同时

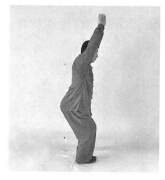

图 3 - 21 低裆势

锻炼其拮抗肌（即股四头肌）以及臀大肌、股二头肌、半腱肌和半膜肌收缩，使身体保持低裆势。

（10）坐裆势：见图3-22。

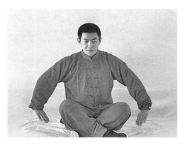

图3-22　坐裆势

【裆势】两脚交叉，盘膝而坐，脚外侧着地，上身微向前俯，故称之为坐盘功架。肩关节外展30°～45°，并略前伸、旋内，双肘屈曲，肘尖向外，前臂内旋，两手掌心朝下，拇指外展，腕背伸，虎口朝里。上身正直，两目平视。

【技术要领】盘膝而坐，脚侧着地，上身微前俯。

【应用】本势要求在屈膝屈髋的基础上，增强臀中肌、臀小肌的后部肌束以及梨状肌等收缩力量，使髋关节外展，呈坐裆势。

2. 基本功势

（1）前推八匹马：见图3-23。

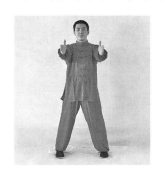

图3-23　前推八匹马

【技术动作】①预备姿势为取站裆势或指定裆势，两上肢屈肘，立掌护腰，蓄势待发。②先用力将两上臂后伸（伸臂），使双肘提起、双手呈立掌至两胁部（提肘）。③再用霸力将双掌从胁部向前推出，两掌心相对，拇指伸直，四指并拢，蓄劲于肩臂指端，使两臂徐徐运力前推，以肩与掌成直线为度。胸微挺，臀略收，头勿顾盼，两目平视，呼吸自然平稳。④拇指上翘，指端力求与手臂成直线，慢慢屈肘，收回于两腰侧稍停，再前伸臂、提肘将两掌从胁部向前推出，反复3～5遍。⑤收势时，由立掌化俯掌下按，呈直臂撑掌势，或返回预备姿势。

【技术要领】指臂蓄力，立掌运气慢推，两目平视，呼吸自然。

【应用】本势为内功推拿的基础功法，前推时要求蓄力于肩臂指端,两臂运力,其中尤以肱三头肌为主,徐徐向前推动。此势主要以锻炼肱三头肌为主,是练习擦法、平推法、推法的主要功法之一。由于两手自胁肋两侧向前推出,使气机蓄行出于中焦,故能健脾和胃,促进胃肠功能。

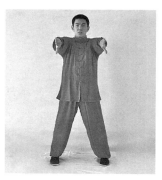

图 3－24　倒拉九头牛

（2）倒拉九头牛:见图 3－24。

【技术动作】①预备姿势为取站裆势或指定的裆势。两上肢屈肘,立掌护腰。②伸臂、提肘,再将两掌沿两胁前推,边推边将前臂渐渐内旋,待手臂完全伸直时,虎口正好朝下。四指并拢,拇指用力外展,肘腕伸直,力求与肩相平。③再五指由掌化拳用力捏紧如握物状,劲注拳心,再将双臂徐徐外旋,用力回收,使拳眼由下渐渐转向上方,最后由拳化为立掌护于两侧腰眼。身微前倾,臀部微收。④由立掌化俯掌下按,两臂后伸,呈直臂撑掌势,或恢复成预备姿势。

【技术要领】立掌旋推,劲注拳心,肘腕伸直,力求肩平,再化拳紧紧后拉。

【应用】本势前推时,要以肩胛下肌、胸大肌、背阔肌及大圆肌的练习为主,边推边将前臂内旋,当手臂伸直时,虎口正好朝下,再化掌握拳,拳眼朝上,以肱二头肌、肱肌、肱桡肌以及旋前圆肌收缩,劲注拳眼,由前向后紧紧拉回,犹如倒拉九头牛之势。久练可健脾和胃,增强脾胃消化功能。

（3）单掌拉金环:见图 3－25。

【技术动作】①预备姿势为取站

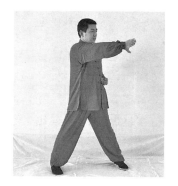

图 3－25　单掌拉金环

裆势或指定的裆势。两手屈肘，立掌护腰。②右手先伸臂，提肘，再将右掌向前推出，边推边将前臂内旋，虎口朝下，掌心朝外。四指并拢，拇指外展，臂欲蓄劲，掌侧着力，肘腕伸直时，右掌由立掌化成反掌。松肩，身体正直，两目平视，呼吸随意。③再由反掌握拳，劲注掌心，旋腕，渐由反拳化为立拳，拳眼朝上，紧紧回收，化立掌护腰；左手动作与右手相同。④由立掌化俯掌下按，两臂后伸呈直臂撑掌势，或恢复原裆势。

【技术要领】同"倒拉九头牛"。

【应用】同"倒拉九头牛"。

（4）凤凰展翅：见图3－26。

【技术动作】①预备姿势为取弓箭裆势或指定的裆势。双上肢屈肘，仰掌护腰。②伸臂提肘，再两手屈肘上行，徐徐至上胸化成竖掌交叉。③双臂缓缓用力向左右外分展开，使两臂尽力伸直与肩相平，形如展翅。四指并拢，拇指外展，腕背

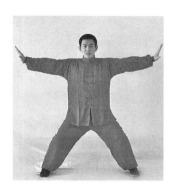

图3－26　凤凰展翅

伸，呈竖掌坐腕势。头如顶物，两目平视，上身微倾，切勿抬肩，呼吸随意。④两掌旋腕，屈肘内收，两臂蓄劲着力，徐徐收回，使掌心逐渐相对，双手竖掌于胸前交叉。⑤再由竖掌渐渐化俯掌下按，两臂后伸，呈直臂撑掌势，或恢复原裆势。

【技术要领】竖掌交叉，用力外展，如飞鸟展翅，肩臂伸直腕背伸，蓄劲内收。

【应用】本势外展时，以桡侧腕伸肌、尺侧腕屈肌、掌长肌、指浅屈肌和指深屈肌的练习为主，化仰掌为竖掌，并通过三角肌、冈上肌等上臂肌群的收缩锻炼，使两臂用力缓缓向左右外分，其形如凤凰展翅。同时，此势使胸廓扩张，上焦气机得以舒展，有宽胸理气、宣肺降逆的作用。调整气机，使亢逆之肝阳下降，故能防治高血压病、眩晕等。

沪上中医名家养生保健指南丛书

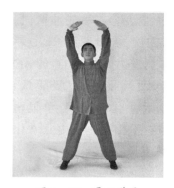

图 3 - 27　霸王举鼎

(5) 霸王举鼎：见图 3 - 27。

【技术动作】①预备姿势为取弓箭裆势或指定的裆势。两手屈肘仰掌护于腰部。②仰掌缓缓向前上方托起，臂内旋外翻，掌心朝天，过肩部时掌根外展，指端由左右向内旋转，虎口相对，犹托重物，徐徐上举。肘部要挺，指端相对，四指并拢，拇指外展。两目仰视手背，呼吸自然。③再旋腕翻掌，指端朝上，掌侧相对，拇指外分，蓄力而下，渐渐收回腰部。④在腰部之仰掌化俯掌下按，两臂后伸呈直臂撑掌势，或恢复成原裆势。

【技术要领】仰掌上托，过肩旋腕翻掌，指端相对，挺肘上举，回收时旋腕翻掌直下，指端朝上，掌侧相对。

【应用】本势上举时，要求过肩旋腕翻掌，以桡侧腕长伸肌、桡侧腕短伸肌及所有伸指肌收缩锻炼为主，使腕关节尽量背伸，挺肘缓缓上举。练习此势可使大脑的血液灌注量增加，有提神醒脑的作用。

(6) 两手托天：见图 3 - 28。

【技术动作】①预备姿势为取悬裆势或指定的裆势。两手屈肘，仰掌于腰部。②两手仰掌上托，掌心朝天，缓缓上举，指端着力，肩松肘直。两目上视，头如顶物。③掌根外旋，四指并拢分向左右，蓄力徐徐而下，至胸部旋腕变仰掌收回护腰。④由仰掌化俯掌下按，两臂后伸呈直臂撑掌势，或恢复成原裆势。

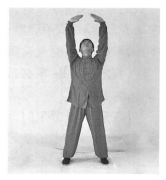

图 3 - 28　两手托天

【**技术要领**】仰掌上托,掌心朝天,指端运劲,松肩挺肘,两目上视。

【**应用**】本势仰掌上托时,以三角肌、冈上肌、斜方肌、前锯肌等为主,蓄力上举,犹如托天。可增强肩背部的肌肉力量。

(7) 顺水推舟:见图3-29。

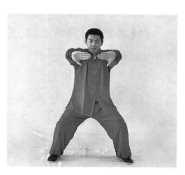

图3-29　顺水推舟

【**技术动作**】①预备姿势为取马裆势或指定的裆势。两肘屈曲,立掌护腰。②伸臂,提肘,两立掌徐徐从两胁向前推出,边推边双前臂内旋、伸腕、掌根外翻,虎口朝下。四指并拢,拇指外展,掌心向外,指尖相对,肘渐伸直,腕似环形。头勿低,身勿倾,力求掌肘肩平。③再五指慢慢向左右外旋,恢复立掌,四指并拢,拇指运劲后翘,指端着力,屈肘蓄力而收,置于两胁。④由立掌化俯掌下按,两臂后伸,呈直臂撑掌势,或恢复成原裆势。

【**技术要领**】立掌运劲慢推时,旋腕指尖相对,手掌向外挺肘状似推舟。

【**应用**】本势立掌前推时,要求以肩胛下肌、胸大肌、背阔肌、大圆肌及上臂肌群蓄力,边推边内旋前臂,同时通过桡侧腕长伸肌、桡侧腕短伸肌、尺侧腕伸肌及所有伸指肌的收缩,背伸腕关节,待推足后其形似环。可增强上肢的力量。

(8) 怀中抱月:见图3-30。

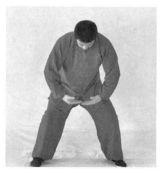

图3-30　怀中抱月

【**技术动作**】①预备姿势为取悬裆势或指定的裆势。两手屈肘,仰掌于腰部。②两仰掌由腰部上提,化竖掌在上胸交叉,缓缓向左右外

沪上中医名家养生保健指南丛书

分,肘欲直,指端朝左右相对,掌心朝前与肩相平。③化俯掌,再两指端向下,掌心朝内,慢慢蓄劲,上身略前倾,两手势如抱物,由上而下,再由下而上徐徐抄起,仍竖掌回收上胸交叉。④由上胸竖掌化俯掌下按,两臂后伸,呈直臂撑掌势,或恢复成原裆势。

【技术要领】仰掌上提,竖掌交叉,左右外分,掌心朝前,腕肘肩平,指端向下,掌心朝内,上身略向前倾,同时将两臂由下而上徐徐抄起,其势如抱月。

【应用】以胸大肌、背阔肌、大圆肌以及肱二头肌等锻炼为主。可增强肌肉的力量,还可通利三焦、疏肝理气。

(9) 仙人指路:见图3–31。

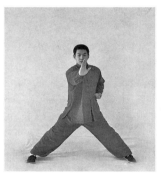

图3–31 仙人指路

【技术动作】①预备姿势为取并裆势或指定的裆势。两手屈肘,仰掌于腰部。②右仰掌上提至胸前化竖掌而出,四指并拢,拇指外展伸直,手心内凹呈瓦楞状,肘臂运劲竖掌向前推出,力要均匀。③推直后屈腕握拳,蓄劲内收,边收边外旋前臂,化仰掌护于腰部,左掌动作与右掌相同。④由仰掌化俯掌下按,两臂后伸,呈直臂撑掌势,或恢复成原裆势。

【技术要领】仰掌上提,竖掌胸前,手心内凹,如同瓦楞,臂指运劲,用力前推,旋腕握拳后拉。

【应用】本势前推时,要求竖掌,并通过骨间掌侧肌(拇长伸肌)以及蚓状肌等,使四指并拢,拇指伸直,手心内凹呈瓦楞状,肘臂运力,向前推出。久练之,可增强指力,以使力量能力透指尖。

(10) 平手托塔:见图3–32。

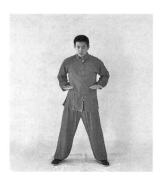

图3–32 平手托塔

【技术动作】①预备姿势为取大裆势或指定的裆势。两手屈肘，仰掌于腰部。②两仰掌慢慢向前运劲推出，边推边拇指向左右外旋，保持掌平运行，犹如托物在手，直至手与肩平。③拇指运劲向左右外旋使掌面端平，四指用力伸平，再屈肘缓缓蓄劲收回两腰。④由仰掌化俯掌下按，两臂后伸，呈直臂撑掌势，或恢复成原裆势。

【技术要领】仰掌运劲前推，大指外旋，肘直掌平托物。

【应用】本势前推时，要求以冈下肌、小圆肌为主，使前臂外旋，保持手掌平行，慢慢向前推出。

（11）运掌合瓦：见图3－33。

【技术动作】①预备姿势为取大裆势或指定的裆势。两手屈肘，仰掌护于腰部。②右手由仰掌化俯掌，运劲于臂贯指向前推足，肩欲松

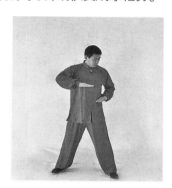

图3－33　运掌合瓦

开，肘欲伸直，指端朝前，掌心向下，蓄力待发。③右手旋腕徐徐变仰掌收回，待近胸时左仰掌即变俯掌在右仰掌上交叉，掌心相合，慢慢向前推出，掌心向下，右仰掌收回腰部。④左手旋腕变仰掌徐徐收回，并两手化俯掌下按，两臂后伸，呈直臂撑掌势，或回同原裆势。

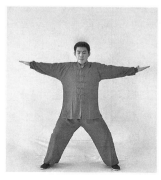

图3－34　风摆荷叶

【技术要领】本势需用瓦楞掌式发力运掌，俯仰反转。

【应用】本势前推时，通过旋前圆肌、旋前方肌和肱桡肌的收缩，使仰掌化俯掌，而后再运力回前推出。可增强肌肉的力量，还可练习肺、肝胆和带脉，久练可疏肝利胆、宣肺束带。

（12）风摆荷叶：见图3－34。

【技术动作】①预备姿势为取弓箭裆势或指定的裆势。两手屈肘,仰掌于腰部。②两臂后伸,提肘,两仰掌从胁部,向前上方推出,至胸部左掌在右掌上相叠,运劲向前推足,然后缓缓向左右外分,肩、肘、掌须平,成直线。头如顶物,目欲平视,呼吸自然。③两仰掌慢慢合拢,右下左上,交叉相叠,再收于腰部。④由仰掌化俯掌下按,两臂后伸,呈直臂撑掌势,或恢复成原裆势。

【技术要领】仰掌交叉前推,外旋挺肘展开,肩肘腕掌平齐。

【应用】本势仰掌于腰部,通过肱三头肌等的收缩,运劲向前推足,然后以三角肌、冈上肌等上臂肌群为主,缓缓向左右外分,使两手平托成水平线。久练可增强肩部及上臂的力量,同时有宣肺理气的作用。

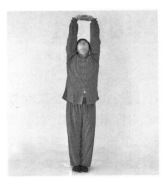

图 3 - 35　顶天抱地

(13) 顶天抱地:见图 3 - 35。

【技术动作】①预备姿势为取大裆势或指定的裆势。两手屈肘,仰掌于腰部。②仰掌上托,过肩时旋腕翻掌,掌根外翻,指端内旋相对,徐徐上举,待推足后,旋腕翻掌,慢慢向左右外分下抄,同时身向前俯,两掌逐渐合拢,拇指外分,指尖相对,掌背尽量靠底待发。③两掌如抬重物缓缓提到胸部呈仰掌护腰,上身随势而直,目须平视。④两仰掌化俯掌下按,两臂后伸,呈直臂撑掌势,或恢复成原裆势。

【技术要领】仰掌上托,过肩旋腕翻掌,掌心朝上,指端相对,两翻掌外分下抄,身向前俯,两掌合拢相叠,如抱物上提。

【应用】本势仰掌上托时,要求过肩旋腕翻掌,以桡侧腕长伸肌、桡侧腕短伸肌、尺侧腕伸肌及所有伸指肌的收缩,使腕关节尽量背伸,挺肘缓缓上举,推足后以桡侧腕屈肌、尺侧腕屈肌、掌长肌、指浅屈肌、指深屈肌和拇指屈肌等为主,旋腕翻掌,再徐徐向左右外分下抄,同时身向前俯,两掌合拢相叠,缓缓提起,通过骶棘肌的作用,身体随势而直。此势可强健筋骨,补肾强腰,增强腰、腹和上肢的力量。

（14）海底捞月:见图3-36。

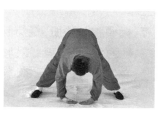

图3-36　海底捞月

【技术动作】①预备姿势为取大裆势或指定的裆势。②两手仰掌上提,经胸徐徐高举,并向左右分开,旋腕翻掌,掌心朝下,同时腰向前俯,腿不可屈,脚用霸力,两掌由上而下逐渐相拢,掌心向上似抱物,蓄劲待发。③两臂运劲,掌心指端着力,慢慢抄起,用抱力缓缓提到胸部呈仰掌护腰,上身随势而直。目须平视。④由仰掌化俯掌下按,两臂后伸,呈直臂撑掌势,或恢复成原裆势。

【技术要领】仰掌上提,胸上高举,左右分推,旋腕翻掌,腰俯腿直,掌心向上,形如抱月,两臂运劲,指端着力,慢慢抄起。

【应用】本势仰掌上提以冈上肌、三角肌、前锯肌、斜方肌为主,将两臂缓缓上提,并通过三角肌和冈上肌等使两臂向左右分推,旋腕翻掌后以腹肌的收缩使身体微向前俯,同时以胸大肌、背阔肌、大圆肌等蓄力,将两掌由上而下,再由下而上慢慢抄起,形似海底捞月。此势可强健筋骨,增强腰、腹和上肢的力量。

（15）饿虎扑食:见图3-37。

【技术动作】①预备姿势为取大弓箭裆势。两手仰掌护腰。②两仰掌化竖掌前推,同时两前臂内旋,两腕背伸,掌面向前,虎口朝下,指尖相对,腰随势前俯,前腿待势似冲,后腿使劲勿松。③五指内收握拳,旋腕,拳眼朝天,屈肘紧收,呈仰掌护腰。④由仰掌化俯掌下按,两臂后伸,呈

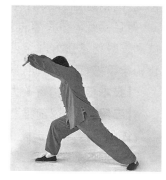

图3-37　饿虎扑食

沪上中医名家养生保健指南丛书

直臂撑掌势,或恢复成原裆势。

【技术要领】仰掌旋推,腰向前俯,劲注拳心,屈肘紧收。

【应用】本势前推时,以旋前圆肌和旋前方肌为主,化仰掌为竖掌,同时以肩胛下肌、胸大肌、背阔肌和大圆肌收缩使前臂内旋,桡侧腕长伸肌、桡侧腕短伸肌、尺侧腕伸肌及所有伸指肌收缩,使两腕背伸,背、腿、腰也随势前俯,推足后握拳旋腕,屈肘紧收,身体随势而直。可增强腰背部、上肢和下肢的力量。

(16) 三起三落:见图3-38。

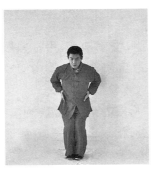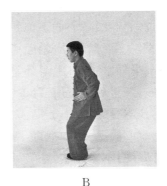

A   B

图3-38 三起三落

【技术动作】①预备姿势为取并裆势或指定的裆势。两手屈肘,立掌护腰。②两膝屈曲下蹲,同时两手前推,掌心相对,四指并拢,拇指运劲外展后伸。须保持原势要求,头勿随势俯仰摇动,两目平视。③两掌向前推足后,再用劲后收,同时慢慢起立,待立直时两掌正好收至两胁,往返3次,用劲应均匀。④由立掌化俯掌下按,两臂后伸,呈直臂撑掌势,或恢复成原裆势。

【技术要领】指臂蓄力,前推下蹲,用劲后收,随之立起。

【应用】本势以前推八匹马为基础,在前推与回收的同时,配合身体的下蹲与站立,连续3次。当屈膝下蹲时,以髂腰肌、股直肌、阔筋膜张肌、缝匠肌(屈髋关节),以及半腱肌、半膜肌、股二头肌、缝匠肌、股薄肌和腓肠肌(屈膝关节)为主,使身体下沉,同时要求肩臂运力徐徐前蓲。当站立时,则以臀大肌、股二头肌、半腱肌、半膜肌(伸髋关节),以及股四头肌(伸髋关节)为主,使身体站立,同时上肢随蓄劲而收。本势上下肢同时练习,可强壮筋骨,增强上下肢肌肉的力量。

2. 辅助功法 辅助功法是相对于前面推拿练功的基本功法而言,为了增强颈项、肩臂、腰背和腿的功力,更有利于推拿技术的发挥,而形成的一套功法。此功法针对人体各部分编成一系列功法动作,分别对颈项、肩臂、腰背和腿进行练习,具有针对性强、易学、易练的特点。同时,也可以让患者学习,进行功能锻炼,有助于疾病的康复。

(1) 颈项功

1) 哪吒探海势

【技术动作】①预备姿势为两脚平行开立,与肩同宽,双手叉腰。②头颈前伸并侧转向右前下方,眼看前下方,似向海底窥探一样。③还原。④头颈前伸并侧转向左前下方,眼看前下方。⑤还原。

【技术要领】转动时吸气,还原时呼气。头颈前伸时尽量用力向前,使颈部肌肉充分舒展。

【应用】可增强颈项部肌肉力量与柔韧性,并可用于辅助治疗颈部扭挫伤、落枕和颈椎病引起的头颈项背筋络酸痛。

2) 犀牛望月势

【技术动作】①预备姿势为两脚分开,与肩同宽,双手叉腰。②头颈向右后上方尽力旋转,眼向右后上方看,似向天空望月亮一样。③还原。④头颈转向左后上方,双眼向左后上方注视。⑤还原。

【技术要领】转动时吸气,还原时呼气。头颈转动时不必向前探出。

【应用】同"哪吒探海势"。

3) 与项争力势

【技术动作】①预备姿势为两脚分开,与肩同宽,双手叉腰。

②头颈向右后上方尽力旋转,眼向右后上方看,似向天空望月亮一样。③还原。④头颈转向左后上方,双眼向左后上方注视。⑤还原。

【技术要领】要求上身腰部不动,抬头时吸气,仰头至功能位后,再尽量用力后伸,低头时呼气。保持自然呼吸,不要屏气。

【应用】同"哪吒探海势"。

4) 往后瞧势

【技术动作】①预备姿势同"与项争力势"。②头颈向右后旋转,眼向右后方注视。③还原。④头颈向左后旋转,眼向左后方注视。⑤还原。

【技术要领】要求上身腰部不动,呼吸自然,头颈向左后、右后旋转时尽量用力,使颈部两侧肌肉充分舒展。

【应用】同"哪吒探海势"。

5) 金狮摇头势

【技术动作】①预备姿势为两脚平行开立,与肩同宽。②头颈向左侧屈。③还原。④头颈向右侧屈。⑤还原。

【技术要领】转动时吸气,还原时呼气。头颈向左、右侧屈至功能位后再尽量用力,使颈部肌肉充分舒展。

【应用】同"哪吒探海势"。

(2) 肩臂功

1) 幼鸟受食势

【技术动作】①预备姿势为两脚平行开立,与肩同宽,两臂自然下垂。②屈肘上提,两掌与前臂相平,提至胸前与肩平,掌心向上。③再内旋双臂,使两掌向下用力下按,至两臂伸直为度。

【技术要领】上提时肩部用力,下按时手掌用力,肩部尽量放松,动作宜慢,呼吸均匀自然。

【应用】增强肩关节活动能力。肩部外伤及肩周炎等引起的粘连、疼痛可选练此功。

2）大鹏压嗉势

【技术动作】①预备姿势为两脚平行开立,与肩同宽,两肘屈曲,两手相叠,掌心向里放在胸前。②自左向右轻按胸部及上腹部、小腹部,上下左右旋转。③两手自右向左按胸部及上腹部、小腹部,上下左右回旋。

【技术要领】眼稍向上看,每一呼气或吸气,两手轻轻按转回旋一周。

【应用】可增强肩部肌肉力量,恢复肩关节外旋活动的正常功能。

3）左右开弓势

【技术动作】①预备姿势为自然站立,左脚向左侧横开一步,身体下蹲呈马步势,双手握虚拳置于两髋之外侧。②随后自胸前向上划弧提于与乳平高处。③左手向左拉至与左乳平高,与乳距约两拳许,意如拉紧弓弦,开弓如满月;右手向右侧推出,顺势转头向右,视线通过右手食指凝视远方,意如弓箭在手,伺机而射。④稍作停顿后,随即将身体上起,顺势将两手收回胸前,拳面相对,肘尖向外。并同时收回左腿,还原成自然站立。⑤此为右式,左式反之。

【技术要领】双拳提于与乳平高处时,拳面相对,拳心向胸,两肘尖分别指向左外与右外方。左右调换练习 10 余次。

【应用】可增强上肢部肌肉力量。

4）霸王举鼎势

【技术动作】①预备姿势为两脚平行开立,与肩同宽,双手握虚拳,屈肘上举与肩平高。②两拳松开,掌心向上,两手如托重物,两臂向上用力直举,眼随两掌上举向上看,两掌举过头顶。③两手逐渐下降,恢复预备姿势。

【技术要领】上举时吸气,下降时呼气,并将掌渐握成虚拳。

【应用】增强上肢上举的肌力。对肩颈部软组织劳损,或因外伤等所致上举功能障碍,通过锻炼有助于恢复上举功能。

5) 轮转辘轳势

【技术动作】①预备姿势为取站位或弓箭步势,左手叉腰,右手下垂。②右臂伸直自下向前、向上、向后,肩关节大幅度环转一圈。③再右臂自下向后、向上、向前,大幅度关节环转一圈。

【技术要领】可反复进行,用力要轻柔,臂部应放松。左右臂可交替进行轮转。

【应用】可防治外伤后肩关节强直及周围粘连。

(3) 腰背功

1) 仙人推碑势

【技术动作】①预备姿势为两脚平行开立,比肩稍宽。②向左转体,右手呈立掌向正前方推出,手臂伸直与肩平,眼看左后方。③向右转体,左手呈立掌向正前方推出,手臂伸直与肩平,眼看右后方。

【技术要领】推掌的动作要缓慢,手腕稍用力,臂部不要僵硬。转体时,头颈与腰部同时转动,两腿不动。推掌与握拳抽回腰间的两臂速度应该一致。

【应用】可增强腰部肌肉的力量,能防治颈椎病、腰椎增生、劳损等引起的颈腰疼痛。

2) 掌插华山势

【技术动作】①预备姿势为两脚平行开立,比肩稍宽,两臂自然下垂。②右手伸向前方,右掌向右搂回腰际抱肘,左掌向正右方伸出(如用力插物状),身体向右转,呈右弓步。③左掌向正左方平行搂回腰际抱肘,右掌向正左方伸出,身体向左转,呈左弓步。

【技术要领】眼看插出之掌,手向外插出的动作可稍快。

【应用】同"转腰推碑"配合可防治四肢筋络挛缩麻木,可辅助治疗肩部、腰部损伤。

3) 风摆荷叶势

【技术动作】①预备姿势为两脚平行开立,比肩稍宽,两手叉

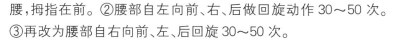

腰,拇指在前。②腰部自左向前、右、后做回旋动作 30～50 次。③再改为腰部自右向前、左、后回旋 30～50 次。

【技术要领】两腿始终伸直,膝部勿屈,上身挺直,两手轻轻托护腰部,回旋的幅度可逐渐增大。

【应用】疏通气血,能辅助治疗腰扭伤、腰肌劳损等。

4)摇头摆尾势

【技术动作】①预备姿势为两脚平行开立,比肩稍宽,两膝屈曲呈马步势,两手扶膝,臀部后坐。②头向一侧摇转,两眼跟随向后瞧,同时臀部向另一侧摆动,自然呼吸,左右交替进行。意念模仿动物摇头摆尾动作。

【技术要领】臀部后坐,不能翘起。头颈与臀部同时转动,意念模仿动物摇头摆尾动作。

【应用】能防治颈椎病、肥大性腰椎炎、劳损等引起的颈腰疼痛。

5)双手攀足势

【技术动作】①预备姿势为两脚平行开立,两手置腹前,掌心向下。②腰向前弯,手掌下按着地。③还原。

【技术要领】两腿要挺直,膝关节勿屈曲。

【应用】可增强腰腹部肌肉力量,用于治疗腰部酸痛及腰部前屈功能障碍者。

6)凤凰展翅势

【技术动作】①预备姿势为两脚平行开立,比肩稍宽,两手自然下垂。②上身前俯,两膝稍屈,右手向右上方撩起,头也随转向右上,眼看右手,左手虚按右膝。③还原。④上身仍下俯,两膝稍屈,左手向左上方撩起,头也随转向左上,眼看左手,右手虚按左膝。⑤还原。

【技术要领】头部左或右转时吸气,转回正面时呼气,转动时用力要轻,手臂撩起时动作宜慢,手按膝不要用力。

【应用】可增强腰背部肌力,能治疗腰背部酸痛,且具有固肾

沪上中医名家养生保健指南丛书

及舒展全身筋络的作用。

7）青龙腾转势

【技术动作】①预备姿势为取大八字步站位，双腿直立不移，双臂向前伸直与肩同宽。②以腰为轴心，以臂带动上身做前、左、后、右的连续环旋运动。

【技术要领】以手臂带动腰部环旋，动作连贯，舒缓稳健。避免顿挫起伏，忽快忽慢，胯不要斜扭，双目视手。亦可进行反方向练习。

【应用】可增强腰部肌肉的力量，舒展全身筋络。

8）白马分鬃势

【技术动作】①预备姿势为两脚平行开立，与肩同宽，两臂下垂，两手交叉。如左侧有病，左手交叉在前；右侧伤痛，右手交叉在前。②身体向前俯，眼看双手，两手交叉举至头顶上方，身体挺直。③两臂上举后向两侧分开。④还原。

【技术要领】上举时如向上攀物状，尽量使筋骨伸展，向两侧分开时掌心向下划成弧线。

【应用】本势是肩关节的环转与腰脊柱的屈伸运动，不仅肩部所有的肌肉交替舒展，腹背肌肉也得到锻炼，是全身锻炼的方法之一。

（4）腿功

1）罗汉伏虎势

【技术动作】①预备姿势为两脚平行开立，比肩稍宽，两手叉腰，四指在前。②右腿屈膝，左腿伸直，然后下蹲。③还原。④左腿屈膝，右腿伸直，然后下蹲。

【技术要领】要求上身挺直，两眼平看前方，初练时不必过分下蹲。

【应用】增强腰部、髋部、腿部的肌力，辅助治疗髋关节疾病及肛门内收肌的麻木和内收。

2）白鹤转膝势

【技术动作】①预备姿势为两脚立正,脚跟并拢,两膝并紧,身向前俯,双膝微屈,两手轻按于膝,眼看前下方。②两膝自左向后、向右、向前做回旋动作 30～50 次。③然后自右向后、向左、向前回旋 30～50 次。

【技术要领】膝部每回旋 1 周,呼吸 1 次。

【应用】能解除膝关节粘连,促进恢复膝关节的功能,可改善膝部酸痛、行走乏力等病症。

3）行者下坐势

【技术动作】①预备姿势为两脚平行开立,比肩稍宽,两手抱肘。②脚尖着地,脚跟轻提,随后下蹲,尽量使臀部触及脚跟,两手放开成掌,两臂朝前伸直平举。③还原。

【技术要领】下蹲程度应根据患者自身条件,不应勉强,必要时可扶桌椅等进行。

【应用】可增强大腿伸肌和臀部的肌力,有助于治疗腰、腿、膝疼痛。

4）四面摆莲势

【技术动作】①预备姿势为两脚立正,两手叉腰,拇指在后。②右小腿向后提起,大腿保持原位,然后右脚向前踢出,足尽量跖屈。③右腿还原,再屈膝后踢,以脚跟触及臀部为度。④右下肢抬起屈膝,右脚向里横踢,似踢毽子一样。⑤右下肢抬起屈膝,右脚向外横踢。

【技术要领】踢腿时,脚背要绷直。练完后换左下肢做相同动作。

【应用】可增强下肢肌力,常练本势可健腿力,强腰膝,防治下肢关节和肌肉挛缩麻木。

5）蹬空增力势

【技术动作】①预备姿势为取卧位,腿伸直,两手自然放置体侧。②屈髋屈膝的同时踝关节极度背伸。③然后向前上方进行蹬踏,并使足部尽量跖屈。

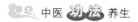
【技术要领】蹬踏时,由慢至快,可左右腿交替进行各30～50次。

【应用】增强下肢肌力,尤其是股四头肌的力量,可防治股四头肌萎缩;可使腿部血液循环通畅,防治下肢肌肉萎缩,消除因踝关节损伤导致的肿胀,改善筋、膝、踝关节的伸屈功能。

第二节　常见传统功法

一、练功十八法(立位)

(一)练功十八法的源流

早在两千多年前,我们的祖先在生产劳动和抗病斗争中就创造了"导引术",它是我国医疗体育的萌芽。当时"导引"的含义,即"摇筋骨,动肢节,行气血",具有治疗关节病痛的作用。春秋战国时,著名哲学家庄子在《刻意篇》中记载:"吹呴呼吸,吐故纳新,熊经鸟申,为寿而已矣,此导引之士,养形之人,彭祖寿考者之所好也。"我国最早的古医书《黄帝内经》中又云:"中央者,其地平以湿,故其病多痿厥寒热,治宜导引按跷,故导引按跷者,亦从中央出也。"其中,均指出"导引"不仅能强身,而且能治病,早已为古代医学家所重视。汉末名医华佗在继承前人有关导引理论和经验的基础上,修正了当时盛行的六禽戏,创编了五禽戏。1973年长沙马王堆三号汉墓出土的一批医书中,有2篇导引专著,其中《导引图》上绘有40余种姿式,形象栩栩如生。这是我国历史上所见到的最早的《导引图》。隋唐时期,导引在医疗上得到广泛的应用,被官方确定为重要的医疗手段之一。隋唐以后,由导引衍化派生出来的各种健身术势,更加名目繁多,如八段锦、十二段锦、赤风髓、易筋经、太极拳、气功等。后人多作为强身之道。

"练功十八法"便是应元明中医师在防治颈肩腰腿痛临床实

践过程中,发掘整理古代"导引""五禽戏""八段锦"等中医学及武术遗产,继承近代著名伤科医师王子平"却病延年二十势"的经验基础上,通过多年临床实践,不断总结提高,逐步形成的一套防治颈肩腰腿痛的功法。其功法特点是根据颈肩腰腿部的解剖结构和生理特点,从调节整体功能出发,针对不同发病部位和病情专门设计、创编而成的动作。练功十八法根据"扶正祛邪"的治疗疾病法则,通过患者自身锻炼,可以充分调动人体"正气",加快关节和内脏功能恢复,减轻颈肩腰腿痛病症状,提高抵抗疾病的能力,从而达到增强体质、提高疗效、缩短疗程的作用。

(二) 练功十八法的特点

锻炼动作,针对性强。颈肩腰腿痛病是很常见的疾病,练功十八法为防治颈肩腰腿痛病的需要专门设计,根据颈肩腰腿部的解剖部位和生理特点,从整体功能调节出发,从局部病变着眼,针对不同发病部位和病情,创编成前、后各十八节锻炼动作。每一节动作都有其特定的锻炼要求和适应证,不同于广播操、太极拳等一般的保健强身体育锻炼方法,而是一种符合颈肩腰腿痛病情特点的自身锻炼的防治方法。在锻炼练功十八法时,强调"内劲",要求"以意领气,以气生劲,劲达四肢",就是发挥人体内在的真气运行功能,以推动病变部位"气行则血行",改变已形成的"气滞血瘀"病理状态。而练功时,局部有否"得气"感(即酸、胀、重等感觉)又是衡量练功者是否发挥"内劲"作用的标志。中医学所说的"气至效至"即是此理,这是练功十八法锻炼中十分重要的特点。长期固定姿态进行操作的劳动者,或久坐办公的人群,锻炼练功十八法,可以延缓骨关节退变。生命在于运动,"动则兴,静则废"。随着年龄的增长,老年人脏腑功能逐渐衰退,坚持锻炼练功十八法,也可以改善老年人的生理功能,延缓衰老进程。因此,练功十八法又是老年人锻炼身体、延缓衰老的一种好方法。本套功法是为防治颈肩胸背部疾病而设计的,

沪上中医名家养生保健指南丛书

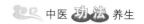

具有消除颈肩胸背部的肌肉痉挛,松解软组织粘连,改善颈肩胸背部功能等作用。

(三) 练功十八法的养生作用

扶助正气,抗病驱邪。中医治病十分重视"正气",认为"正气内存,邪不可干",因而强调"扶正祛邪"是治疗疾病的重要法则。练功十八法根据这个原理,通过自身锻炼,改善颈肩腰腿痛病理状况,实际上也是一种"扶正祛邪"的治疗方法。医师在采用推拿、针灸或药物等治疗颈肩腰腿痛病的同时,通过指导锻炼练功十八法,就可以充分调动患者体内的"正气",有利于肢体、关节和内脏的功能恢复,提高抵抗疾病的能力,达到增强体质、提高疗效、缩短疗程的目的。特别是当医师治疗结束后,如患者能坚持练功十八法锻炼,则又是一种巩固疗效、防止复发、简便易行的有效方法。

还有部分颈肩腰腿痛患者,由于去医院就诊困难,如能自己在家里坚持练功十八法锻炼,也会取得较好的效果。这种医疗措施与练功十八法锻炼相结合的方法,打破了患者单纯接受医师被动治疗的观点,是医疗工作上的一项变革。它既有利于患者早日恢复健康,又有利于减少医院门诊拥挤和医师的过重医疗负担。医练结合,相得益彰。

患者可以根据发病部位和病情轻重全套锻炼,也可以选择部分动作锻炼。如颈椎综合征、肩关节周围炎,可选用"颈项争力""左右开弓""双手伸展""展翅飞翔"等动作锻炼;腰腿痛,可选用"转腰推掌""叉腰旋转""弓步插掌""双手攀足"等动作锻炼;腱鞘炎,可选用"四面推掌拉弓射箭"等动作锻炼。也可以在全套锻炼中,重点加强有关动作的锻炼,以利于在改善局部病变基础上,达到恢复全身功能活动、增强体质的目的。本功法强调"内劲,得气"为要。根据中医气血学说"气是生命之本",人体四肢百骸、五脏六腑无不赖经脉运行之气血以充养,这样方能维持正常生命活动。而气血之运行,"气为血帅""气行则血行""气滞则血瘀"。颈肩腰腿痛病常因感受风寒湿或劳损、外伤引起,但其共同病理机制主要为"气滞血瘀"所致,故造成肌肉、筋膜、肌腱等软组织发生痉挛、粘连、挛缩等病理现象。练功十八法锻炼时,强调"内劲",要求"以意领气,以气生劲,以劲达四肢",就是发挥人体内在的真气运行功能,以推动病变部位"气行则血行",改变已形成的"气滞血瘀"病理状态。练功时局部有否"得气"感(即酸、胀、重等感觉),又是衡量练功者是否发挥"内劲"作用的标志。如果每一节动作锻炼时都能做到"得气",就是锻炼成功的表现,也是取得疗效的关键。中医所说的"气至效至",即是此理。按中医经验,无论针灸、推拿、自我练功都要有局部"得气"感,才会有良好的治疗效果。所以强调"内劲,得气"为要,这是练功十八法锻炼中十分重要的一环。

有病能治,无病能防。古人云:"上工治未病,下工治已病",说的是一位高明的医师不仅重视治疗疾病,更应重视预防疾病的发生和发展。我国古代有些医家不仅擅于医道,往往又是一名练功师(如华佗),他们在为患者诊病时,除切脉、开方给药外,常常同时指导患者或体弱者练功,以控制已病之发展,防止新病之发生。通过练功十八法锻炼,一般都有很好的治疗效果;不少尚未患颈肩腰腿痛者,特别是长期持续固定姿态进行操作劳动人员,以及长期坐着固定位置办公、工作的人员,如能坚持每日锻炼练功十八法,就可以使过度疲劳的肌肉得到调节休整,使相对静止的肌肉得到活动,保持正常功能,达到动静结合、平衡协调,从而达到预防颈肩腰腿痛发生的目的。

延缓衰老,延年益寿。生命在于运动,"动则兴,静则废"。老年人体力渐衰,肢体内脏功能减弱,如能坚持练功十八法锻炼活动,也可以恢复生理活力,推迟衰老现象。所以说,练功十八法又是退休人群锻炼身体、防止衰老的一种好方法。

沪上中医名家养生保健指南丛书

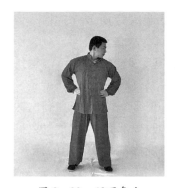

图 3-39　颈项争力

（四）练功十八法的动作分解

第一法：颈项争力　见图 3-39。

【技术动作】①预备姿势为分腿直立，稍宽于肩，两手叉腰，大拇指向后，两眼平视前方。②头向左旋转至最大限度，眼视左方，还原成预备姿势。③头向右旋转至最大限度，眼视右方，还原成预备姿势。④抬头望天，还原成预备姿势。⑤低头看地，还原成预备姿势。

【技术要领】①头在旋左、旋右、抬头、低头时，要尽可能加大动作幅度，使活动力主要在颈后部斜方肌上，一般的标准是左右旋转达 60°，前屈时下颔触及胸骨柄。②练功次数：做 2～4 个八拍。③得气感：颈部肌肉要有酸胀感。

【习练功用】适合颈椎病、颈项部软组织慢性劳损患者。

第二法：左右开弓　见图 3-40。

【技术动作】①预备姿势为分腿直立，稍宽于肩，两手前举，肘部弯曲，两手虎口相对成圆形，拳心向前，离面部约 30 厘米，眼视前方。②两手左右分开至体侧，同时双手轻握拳，拳面向前，头向左转，眼视左方远处，肘关节下垂。③还原成预备姿势。④以上动作重复 1 次，但方向相反。

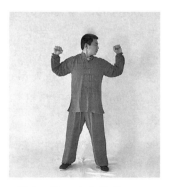

图 3-40　左右开弓

【技术要领】①做动作时，前臂与地面垂直，肩带用力后缩，背部两侧肩胛骨尽可能接近。容易做错的动作是在做肩带关节后缩动作时,两肘部向后顶或抬起过高及两臂伸直。此外,肩带用力后缩时要防止挺腹。②练功次数:做2～4个八拍。③得气感:当挺胸眼视远处时,颈项、肩、背部肌肉有酸胀感,并可放射至两臂肌群,同时胸部有舒畅感。

【习练功用】适合于颈项僵硬、肩背部酸痛、手臂麻木及胸闷等患者。

第三法:开阔胸怀 见图3-41。

【技术动作】①预备姿势为分腿直立,稍宽于肩,两手伸直,交叉于腹前,手背在前,眼视手背。②两臂交叉上举至头顶,眼视手背。③两臂经体侧划弧下落,同时翻掌,还原成预备姿势。

【技术要领】①两臂向上及外展时,要充分运用内劲。眼要先看手背,两臂分开后,眼始终看着掌心,直至还原成预备姿势为止。②练功次

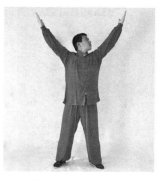

图3-41 开阔胸怀

数:做2～4个八拍。③得气感:两臂上举时,颈、肩、腰有酸胀感。

【习练功用】适合肩关节功能障碍及颈背和腰酸痛等患者。

第四法:展翅飞翔 见图3-42。

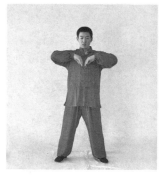

图3-42 展翅飞翔

【技术动作】①预备姿势为分腿伸直,稍宽于肩,两手自然放于体侧,两眼平视前方。②两臂屈肘经体后侧呈"展翅",肘高于肩,手下垂,手背相对,眼看前方,两肘逐渐上抬,直至肘关节抬至眉高。③两臂缓缓落下,直至两手在胸前相合,掌心相对。④然后徐徐下按,还原成预备姿势。

沪上中医名家养生保健指南丛书

【技术要领】①要求上臂后伸,两肘后顶,由肘关节及前臂沿体后侧上升,再由上臂外展前屈至体前。这时两肘在体前要高于两肩、平于眉梢,最后双臂内收,两手由屈腕转为伸腕立掌,在体前下按,还原成预备姿势。还需注意眼睛先视肘部,两手放下时,目视前方。其次,做动作时,还要防止耸肩;或两上臂后伸上提时,两手贴腰背部。②练功次数:做2~4个八拍。③得气感:肩部有酸胀感,两肋也有酸胀感。

【习练功用】适合肩关节僵硬及上肢活动功能障碍患者。

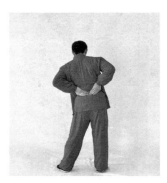

图 3 - 43　叉腰旋转

第五法:叉腰旋转　见图3 - 43。

【技术动作】①预备姿势为分腿直立,稍宽于肩,两臂弯曲,双手叉腰,大拇指向前,两眼平视前方。②两手依次用力推动骨盆,做顺时针方向环绕1周。③以上动作重复1次,但方向相反。

【技术要领】①腰部过伸转动的幅度要尽可能大,盆骨与腰椎转动时,头部与上身的活动幅度尽量小,要做到腰椎活动连贯协调,不能断断续续。注意两腿伸直,不能屈膝,或做成"摇头摆尾"的姿态。在动作做到第4、第8拍时,肩部及腰部肌肉均应放松,使整个动作做到有张有弛,以便达到松紧结合。②练功次数:做2~4个八拍。先做顺时针方向1~2个八拍,后做逆时针方向1~2个八拍。③得气感:腰部有明显酸胀感。

【习练功用】适合慢性腰肌劳损和腰骶关节劳损患者。

第六法:弓步插掌见　图4 - 44。

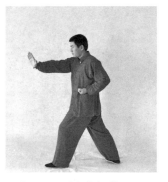

图 3 - 44　**弓步插掌**

【技术动作】①预备姿势为直立分腿一大步,双手握拳于腰部,拳心向上。②上体左旋转至左弓步,同时右拳变掌向前上方插掌,大拇指与肩相平,左拳不变。③还原成预备姿势。④以上动作重复1次,但方向相反。

【技术要领】①两腿开步要大,弓步要稳,上体保持正直;插掌手臂的大拇指尖高度要与肩相内劲,在腰部即能做出旋转力矩来,加强腰部肌肉的得气感,即要求做到"三直"(腰直、腿直、臂直)。②练功次数:做2～4个八拍。③得气感:腰腿有酸胀感。

【习练功用】适合颈、腰、背痛患者。

第七法:**双手攀足**　见图3-45。

【技术动作】①预备姿势为立正。②手指交叉于上腹前,掌心向上。③两手经脸前翻掌上托至头顶,上体挺腰前屈,手臂动作不变。④手臂向下,手掌按脚背。⑤还原成预备姿势。

【技术要领】①上体前屈,同时抬头,两臂紧靠耳边,徐徐攀足,然后稍一停顿,再还原成预备姿势。注意两腿要伸直,两掌要

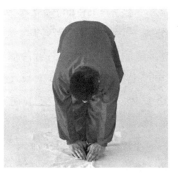

图3-45　双手攀足

尽量触及足背,动作连贯协调。②练功次数:做2～4个八拍。③得气感:两臂上举时,颈、腰部有酸胀感;当弯腰、手掌触脚背时,腰、腿部伸直再还原成预备式,腿部有酸胀感。

【习练功用】适用于腰腿软组织劳损、转腰不便、脊椎侧突、腿部酸痛麻木及屈伸不利患者。

第八法:**左右转膝**　见图3-46。

【技术动作】①预备姿势为两腿并拢,上体前屈,两膝微屈,两手扶膝,目视前下方。②两腿弯曲,做顺时针方向环绕1次,

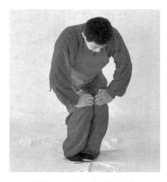

图 3-46　左右转膝

腿向后时伸直。③还原成预备姿势。

【技术要领】①转膝时,宜缓慢、连贯、有劲地进行,环转幅度尽量要大。②练功次数:做 2～4 个八拍。先做顺时针方向 1～2 个八拍,再做逆时针方向 1～2 个八拍。③得气感:在转膝时,膝、踝关节有酸胀感。

【习练功用】适用于膝踝关节酸痛、下肢无力患者。

第九法:仆步转体　见图 3-47。

【技术动作】①预备姿势为直立分腿一大步,双手叉腰,大拇指向后,两眼平视前方。②右腿呈仆步,同时上体向右转 45°。③还原成预备姿势。④动作重复 1 遍,但方向相反。

【技术要领】①动作要求仆步开大,膝盖与足尖垂直,上体尽量向下压腿,两足平行,足尖向前。易错的动作是两足开步太小,下蹲不够低,

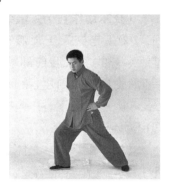

图 3-47　仆步转体

上体倾斜,两足呈外八字等。②练功次数:做 2～4 个八拍。③得气感:仆步时,伸直腿的内收肌群有酸胀感,弯曲腿的肱四头肌有酸胀感。

【习练功用】本动作主要是锻炼内收肌和股四头肌肌力,加强下肢的外展内收功能,改善髋关节的灵活性。适用于腰、臀、腿痛,髋、膝、踝关节活动不利,内收肌劳损,下肢肌肉萎缩,行走不便等患者。

　　第十法:俯蹲伸腿　见图3-48。

　　【**技术动作**】①预备姿势为立正。②上体前屈,两手扶膝。③屈膝全蹲,两手扶膝,指尖相对。④两手掌贴脚背,再伸直两腿。⑤还原成预备姿势。

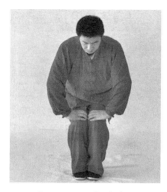

图3-48　俯蹲伸腿

　　【**技术要领**】①动作要求两腿并拢,下蹲时臀腿部肌肉尽量放松,目视前方;伸腿时,两腿伸直,两手尽可能按住脚背。②练功次数:做2～4个八拍。③得气感:全蹲时,股四头肌群及膝关节有酸胀感;伸直时,下肢的后侧肌群有酸胀感;手掌贴脚背时,腿后肌群酸胀感加重。

　　【**习练功用**】适用于因髋膝关节活动不便、下肢屈伸困难而引起的下肢肌肉萎缩,以及坐骨神经痛等患者。

　　第十一法:扶膝托掌　见图3-49。

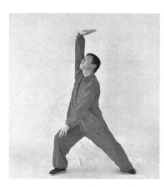

图3-49　扶膝托掌

　　【**技术动作**】①预备姿势为分腿直立宽于肩,呈中开步,两手自然放于体侧,两眼平视前方。②两膝弯曲呈马步,右手伸向前,手掌心向下,左手护裆在前。③上体直立,屈双膝呈马步,左臂经体前上举呈托掌,眼视手背,同时右手下落扶膝。④还原成预备姿势。⑤以上动作重复1遍。

　　【**技术要领**】①动作要求两腿分开,开步宽于肩,呈中开步,上体要正直,托掌臂要伸直,扶膝手贴在膝关节处。②练功次数:做2～4个八拍。③得气感:当眼视手背时,颈、肩、腰、腿部均有酸胀感。

沪上中医名家养生保健指南丛书

【习练功用】适用于颈、肩、腰、腿部均有酸胀疼痛及下肢肌肉萎缩等患者。

第十二法：胸前抱膝　见图 3 - 50。

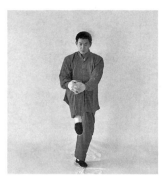

图 3 - 50　胸前抱膝

【技术动作】①预备姿势为立正。②左脚向前一步，身体重心移至左腿，右脚跟提起，同时两臂平举。③两臂经体侧下落，同时提右膝，双手紧抱右膝于胸前，左腿伸直。④以上动作重复 1 次，但动作相反。

【技术要领】①动作要求上肢上举伸直同时抬头，抱膝尽量向胸部靠拢，重心要稳。易错动作：起步太大，上肢屈曲，抱膝时弯腰，立腿呈屈膝，引起上体摇晃不稳。②练功次数：做 2～4 个八拍。③得气感：当抱膝时，支撑腿的后肌群及抱膝的前肌群均有酸胀感。

【习练功用】适用于臀、腰、腿酸痛及屈伸功能障碍等患者。

第十三法：雄关漫步　见图 3 - 51。

【技术动作】①预备姿势为直立，双手叉腰，大拇指朝后，两眼平视前方。②左脚前进一步，脚跟先着地；右脚跟提起，重心移至左脚。③右脚向前一步，足跟落地，稍屈右膝，重心后移至右脚，左脚随之跟上。按以上漫步重复进行。④还原成预备姿势。

【技术要领】①动作主要协调下肢肌肉功能，要求分清虚步和实步，

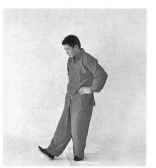

图 3 - 51　雄关漫步

上体保持正直，挺胸，面向前方，重心随着实步移动，虚步一足必须背屈。②练功次数：做 2～4 个八拍。第 2 个八拍，右脚前进

一步开始。③得气感：重心在右腿时，左腿及右踝酸胀；重心在左腿时，右腿及左踝有酸胀感。

【习练功用】适用于下肢酸痛、下肢关节活动不便患者。

第十四法：歇步推掌　见图3－52。

【技术动作】①预备姿势为分腿直立，稍宽于肩，两手握拳于腰部，两眼平视前方。②上体左后转，右足内旋45°，下蹲呈歇步，两眼平视前方。③右手向右侧推掌，左握拳于腰，目视左侧。④还原成预备姿势。⑤动作重复1遍，方向相反。

【技术要领】①动作要求歇步做得正确。由于歇步动作的难度较高，初练者不易把身体重心保持在

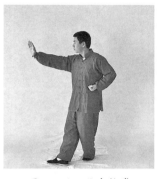

图3－52　歇步推掌

人体的中轴上，常发生腿部摇摆不定、身体歪斜等情况，故锻炼时应控制重心。②练功次数：做2～4个八拍。③得气感：膝、踝关节和腿部有明显酸胀感。

【习练功用】适用于四肢关节及颈、肩、腰、腿酸痛等患者。

第十五法：上下疏通　见图3－53。

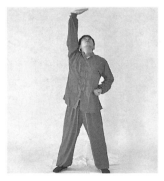

图3－53　上下疏通

【技术动作】①预备姿势为直立，两手轻握于腰部，拳心向上，两眼平视前方。②右手上托，掌心向上，眼视手背。③上体向左转90°。④上体前屈，同时右手从髋部用掌心摸到左脚外侧。⑤上体右转，同时右手掌抚摸右脚背，沿右腿外侧，还原成预备姿势。⑥动作重复1遍，方向相反。

【技术要领】①动作要求托掌时

沪上中医名家养生保健指南丛书

上体要正直,眼看手背,转腰时不能屈肘,弯腰时要抬头,两足并拢,呼吸与动作要配合。②练功次数:做2～4个八拍。③得气感:肩、背、腰、腿酸胀。

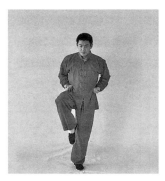

图3-54　左右蹬腿

【习练功用】适用于肩、背、腰、腿酸痛患者。

第十六法:**左右蹬腿**　见图3-54。

【技术动作】①预备姿势为分腿直立,稍宽于肩,两手叉腰,大拇指向后,两眼平视前方。②左腿屈膝上提,然后向右前下方蹬腿。③还原成预备姿势。④动作重复1遍,但方向相反。

【技术要领】①在蹬腿时,掌握好身体重心,缓慢连贯地进行,使经络系统功能得到调节,气随血行,畅通无阻,收到"气至效至"的效果。②练功次数:做2～4个八拍。③得气感:腿部有酸胀感。

【习练功用】适用于膝关节酸痛、下肢各关节活动不利及肌肉无力、萎缩等患者。

第十七法:**四面踢毽**　见图3-55。

【技术动作】①预备姿势为直立,两手叉腰,大拇指向后,两眼平视前方。②提左膝同时内脚背上踢。③提右膝同时内脚背上踢。④左外脚背屈膝上踢。⑤右外脚背屈膝上踢。⑥提左膝前踢。⑦提右膝前踢。⑧屈左膝,脚跟后踢臀部。

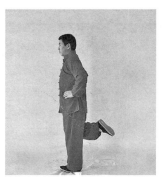

图3-55　四面踢毽

⑨屈右膝,脚跟后踢臀部。

每一动作完成后,立即还原成预备姿势。

【技术要领】①充分运动内劲,使下肢各组肌肉得到全面发展,并增强肌力。②练功次数:以自己感觉为准,适宜即可。③得气感:腿部有酸胀感。

【习练功用】适用于髋膝关节酸痛、下肢无力等患者。

第十八法:摩面揉谷

第一部分:摩面　见图3-56。

【技术动作】

第一段动作:①预备姿势为分腿直立,与肩同宽,两手自然放于体侧,两眼平视前方。②两中指经攒竹、印堂,横过阳白至太阳穴。③揉数次。④掌贴面部,用食指摩经耳门、听宫、听会穴后,还原。

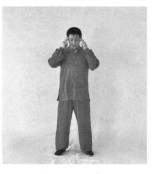

图3-56　摩面

第二段动作:①两中指从地仓穴往上经迎香、鼻通、睛明、攒竹、印堂至发际,经上星、百会穴。②同时拇指从太阳穴,经率谷至风池穴。③揉数次。④其他四指移下与拇指并拢,经风池穴两手向前移,翻转耳郭,揉数次,还原。

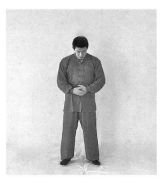

图3-57　揉谷

第二部分:揉谷　见图3-57。

【技术动作】①左手掌面紧贴上腹部,目视前方,舌抵上腭,用右手拇指指峰横推左手安眠穴。安眠穴位置:第2掌骨桡侧缘中,远端1/3交界处。此系新穴,其作用超过合谷,但命名上沿用之,取"头面合谷收"之意,故揉谷可加强摩面的作用。②同上,方向相反。指从地仓

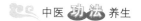

穴往上经迎香、鼻通至睛明穴。

【技术要领】①动作要求一是穴位的位置要正确,二是思想要集中,运气得当。②练功各做 1～2 个八拍。③推揉安眠穴,局部有酸胀感;按摩头、面时,头面部有温暖、舒适感。

【习练功用】适用于神经衰弱、失眠、头晕、心悸、流涎、迎风流泪等患者。

此外,练功十八法还需呼吸及意念的配合。

【呼吸要求】练功十八法要求呼吸和动作密切配合。习练中,按"气以直养而无害"原则,一般是"开吸合呼""升吸降呼"和"自然呼吸",有些过渡动作采用"辅助呼吸"即"短暂呼吸"等方法结合使用。由于练功十八法动作多而复杂,在练习的初级阶段,应提倡"自然呼吸",使呼吸不随意识和动作的改变而改变。动作熟练后,再采用"开吸合呼""升吸降呼",呼吸自然积极、深长细匀、通顺自然。正确运用呼吸,可以使动作更加协调、圆活、沉稳。在做好动作的同时,须有意识地引导呼吸,调节呼吸频率和深度,使呼吸由自发地配合改变为自觉地引导调节,最终达到呼吸和动作协调配合。

【意念要求】

(1) 精神内守、思想集中、全身放松。注意力集中在动作和呼吸的配合上,保持协调自然,做到"不可用心守,不可无意求"。不过分强调意念的活动,若意守过重,反而达不到松静自然的要求。

(2) 肩腰腿痛共同病理机制为"气滞血瘀"。因此,习练功法时,强调"内劲",要求"以意领气,以气生劲,以劲达四肢",发挥人体内在的真气运行功能,以推动病变部位"气行则血行",改变已形成"气滞血瘀"的病理状态。而练功时,局部是否有"得气"感(即酸、胀、重等感觉),又是衡量练功者是否发挥"内劲"作用的标志。如果每一节动作锻炼时都能做到"得气",就是锻炼成功的表现,也是取得疗效的关键。

（3）习练练功十八法要有伸展的意念。意念上要有身肢放长、舒展的想象。这对初学者来说是非常重要的。只有身肢放长了，动作才能做到舒展。如"双手托天"中两臂上提只有尽量伸展，才能有"得气"感，才能疏通周身的血脉，这对养生和增长内功都是很重要的。

（4）在练功过程中，必须注意动作开合，特别是注意动作和呼吸的配合，力求做到"开吸合呼""升吸降呼"的核心要领。注意每个动作的刚柔、张弛应与呼吸相一致，要有节奏、有变化。精神要饱满，但"意在神，不在气，在气则滞"。

（5）练功时要注重关节旋转意念。练功十八法大多是改善肌肉和关节的功能，在习练时注意各部关节的旋转。如功法中"转腰推掌"要求推掌、转体的同时，转头眼要后看，这时意念要在转腰和转颈两个旋转上，做到"得气"动作才算到位。

（6）既要练功，又要练人。练人的涵义，是通过练功而有意识地注意人格、品德、情操的修炼。意念除了用于健身养生之外，还要用于养性。通过练功能使自己的精神境界上升到一个新的高度，养成一种良好的意志品质。这种精神的意念力，形之于外，则能显示出习练者所应有的气势和神韵。

二 太极养生杖（器械辅助，老年人拐杖）

（一）太极养生杖的源流

杖，泛指棍棒，是人类最早使用的工具之一。在我国传统养生文化中，以杖作为器械进行身体锻炼的历史非常久远。现存最早文献史料记载见于马王堆三号汉墓出土的《导引图》，其中有两幅手持长杖做出不同姿势的图像，这是目前所知运用杖来导引肢体进行养生锻炼的最早资料。据《马王堆导引术》一书对《导引图》持杖图像考证："作屈身转体运动状，双手持杖，两手左上右下，文字注释为以丈（杖）通阴阳。"说明

沪上中医名家养生保健指南丛书

利用杖导引气达到养生健体的方法,很早以前就已被人们所认识和运用。另外,从古代最原始形态的"舞",以及导引、按跷、行气等多种气功养生方法的发展脉络中,我们都可以看到有用"杖"导引肢体的形式,表明了历史上曾出现的一种利用器械辅助导引的方法。大量史料记载和《导引图》中杖的利用,揭示了古代气功健身机制以及多种形式的练功方法相互之间必然的联系和发展关系,这也是挖掘、继承、编创功法的重要理论依据。

从《导引图》到近代赵中道的"太极棒"(又称"太极尺")等功法,都说明了使用杖进行养生锻炼的历史源远流长,并延续至今。在继承《导引图》持杖动作的基础上,通过结合史料中记述的有关导引、吐纳、行气动作原理为编创线索,以及借鉴太极棒等传统功法的成功经验,为这套太极养生杖编创提供了丰富的理论与实践基础。

(二)太极养生杖的功法特点

太极养生杖取意"太极"阴阳和合、天人合一、内外相谐等传统文化理念,借鉴《导引图》中持杖图像和"以丈(杖)通阴阳"表现功法特征,继承了传统持杖功法的精要。整套功法动作柔和缓慢,舒展连绵,动静相间,意境优美,意气相随,好学易练,易于推广普及。

1. 以杖导引习形神统一 形,指形体,包括皮肉、筋骨、脉络、脏腑等,是人体生命活动的物质外壳;神,指思维活动,包括精神、意念等,是人体生命活动的内在主宰。

此外,形不仅指身形姿势、肢体动作,还指持杖手法、行杖方法等一切外在表现;神,不仅指呼吸、意念,还指劲力、意境等所有内在活动。太极养生杖的运动理念,以杖为导,引气运行,养神为先,以形相随。凡动静、开合、屈伸、进退,皆为杖动气起,杖到气至。在杖的上下、左右、前后诸方位的导引中,平心静气,意在气先,精神内守,形与神俱。

2. **腰为轴枢,身械协调**　太极养生杖在运动过程中强调以腰为轴进行拧、转、屈、伸等全方位运动,并通过腰部动作带动脊柱进行运动。太极养生杖功法练习时,要求松腰、松胯,保持身形中正、安舒,做到腰部松、活、灵,以腰的圆转、虚实变化贯穿全身上下,使周身与器械协调统一。如杖向上举,则腰向下松沉,气沉丹田;杖向下落,则竖腰,百会向上虚领;杖划平圆,则腰转如磨盘,以腰带身,以身使臂。这些都体现了以腰为主宰和枢纽的重要作用。腰为肾之府,肾为先天之本,通过正确的腰部运动,配合呼吸、意念,可以有效地调补先天,补益后天,扶正培本,使人元气充足,增进健康。

3. **按摩行杖,融为一体**　持杖练功,杖不仅引导着肢体动作与呼吸密切配合,更大幅度地抻拉筋骨,还起到了按摩穴位、经络、脏腑的作用。如两手环握,在持杖运动中对腹部等部位进行摩运,使按摩行杖融为一体,深入刺激相关脏器,则加强了太极养生杖的健身效用。

4. **杖行弧线,圆转四方**　杖的运行路线要处处带有弧形,往复衔接不起棱角,既有平圆和立圆运动,又有前后、上下、左右各方位的运行。中国古人认为"天圆地方",并"法于阴阳""如天行健""天动地静""天道有自然之秩序",所以太极养生杖以柔和、缓慢、连贯的圆周运动为主,以"天人合一"为指导思想。

5. **两手握杖,相牵相系**　杖是手臂的延长,使杖与练习者融为一体。两手握杖,腰为轴枢,相牵相系,带动全身运动。杖引肢体,牵动脏腑,内外相互照应,变化配合,两者相辅相成,相依相靠,相承相接。这套功法既可成套练习,又可专门练习单式或多式组合。通过以杖引导肢体的运动,特别是手腕的卷旋、颈椎的屈伸和脊柱的旋转,得以舒筋调脉,促进全身气血流通,调节人体阴阳平衡,达到健身、健美、健康的目的。

(三)太极养生杖的养生作用

1. **调整脏腑,平衡阴阳**　太极养生杖中所使用的杖,不仅

沪上中医名家养生保健指南丛书

引导着肢体动作与呼吸密切配合,更大幅度地抻拉筋骨,而且还能够深入刺激相关脏器,起到了按摩穴位、经络、脏腑,使人体阴阳得以平衡的作用。

2. 扶正培本,增补元气 腰为肾之府,肾为先天之本,通过正确的腰部运动,配合呼吸、意念,可以有效地调补先天,补益后天,扶正培本,使人元气充足,增进健康。

3. 舒筋通络,调和气血 通过以杖引导肢体的运动,特别是手腕的卷旋、颈椎的屈伸和脊柱的旋转,得以舒筋调脉,促进全身气血流通,调节人体阴阳平衡,达到健身、健美、健康的目的。

(四) 太极养生杖的具体内容

太极养生杖的器械,可以是专业棍棒,亦可以是拐杖等随身物品,可以根据个人心理与身体情况具体的需要,以方便锻炼为基准,勿要过多讲究,因此在这不做推荐。

1. 预备势 见图 3-58。

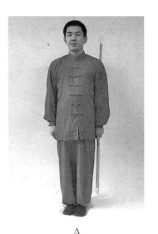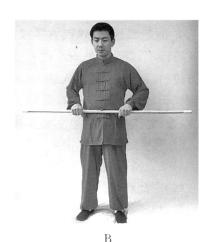

A   图 3-58　预备势   B

【技术动作】①并步站立,身体正直,全身放松,左手持杖的下约 1/3 处,两臂垂于体侧;目光平视,松静片刻。②左脚侧开约与肩同宽,两脚平行站立;左手持杖的下端向内抬起,右手于腹前接握杖,左手滑杖,两手水平环握杖与肩同宽;目视前方。③轻贴腹部卷杖上提至两乳下,然后沿腹下摩运至两臂自然伸直;目视前方。④重复2遍。

【技术要领】①站立时,两腿自然伸直,身体中正,百会向上虚领,下颌微收,沉肩、虚腋、松腰、敛臀,凝神静气,思想专注。②卷杖上提时,卷腕、屈肘、上提要依次连贯完或,吸气与之自然配合;向下伸腕、伸臂落杖与呼气自然配合。

【功理作用】①以杖引导动作,使人心静体松,排除杂念,三调合一。②呼吸与动作相配合,利于排出体内浊气,吐故纳新。

第一式:艄公摇橹　见图3-59。

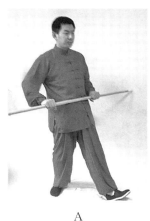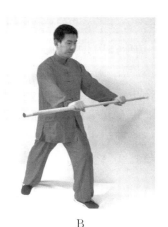

A　　　　　　　　　　　　B

图3-59　艄公摇橹

【技术动作】

左式:①接上式。两腿屈膝下蹲,左脚向左前45°上步,勾脚尖向上,足跟着地;身体左转45°,两手卷杖至两乳下,翻腕、屈肘;随即左脚落平,重心前移呈左弓步;同时,两手夹杖向上、向前、向下弧形摇杖至与腰同高;目视杖的方向。②重心后移,右腿屈膝、屈胯,左腿自然伸直,勾脚尖向上,足跟着地;腰右转转正,再向左前45°转,两手环握杖划弧至腹前,卷杖提至两乳下,

沪上中医名家养生保健指南丛书

翻腕；随即左脚落平，重心前移呈左弓步；同时，两手夹持杖向上、向前、向下弧形摇杖至与腰同高；目视杖的方向。③重复动作2遍。④重心后移，右腿屈膝，左腿自然伸直勾脚尖向上，足跟着地，两手环握杖划弧至腹前，再卷杖提至两乳下（收左脚与右脚拢），两腿由屈到伸，自然站立；同时，两手向前摇转。杖划圆落至腹前。

右式：右式与左式动作、次数相同，唯左右方向相反。

【技术要领】①弓步时，练习者要根据个人身体素质状况选择合适的步幅，注意因人而异，循序渐进，切勿撅臀。②杖在体前摇转划圆时，上下肢动作配合要协调、自然、流畅。摇杖的幅度在肩、腰之间，向前摇杖肘要随，肩要送，肘关节保持自然微屈；注意百会上领，气息深长。

【功理作用】①手腕有节律地屈伸运动，可以有效刺激腕部原穴，对手少阴心经、手厥阴心包经、手太阴肺经有一定的刺激、疏导作用，可以起到养心、安神作用。②有节奏的、柔和的屈伸手腕动作有利于缓解腕部肌肉的过度紧张，减小因工作、生活造成腕部周围肌肉或肌腱产生劳损的程度。

第二式：轻舟缓行　见图3-60。

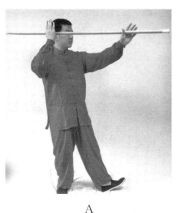
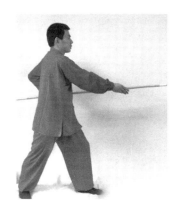

A　　　　　　　　B

图3-60　轻舟缓行

【技术动作】

左式：①接上式。两腿屈膝，左脚向前一步勾脚尖向上，足跟着地；腰右转，两手环握杖由体右侧经后下方向上划圆弧举至头右侧上方，然后右手指舒伸，手心向上贴杖，外旋手腕 180° 环握；随即重心前移，两膝伸直，左脚落平，右脚脚尖点地；腰向左前 45° 转，杖向前、向体左侧下方划圆弧，右手划至左腰侧，似撑船动作；目视前方。②重心后移，右腿屈膝、屈胯，左腿自然伸直；同时，腰继续左转，杖由体左侧经后下方向上划圆弧举至头左侧上方，然后右手指舒伸，手心向上贴杖，内旋手腕 180° 环握；随即左脚经右踝内侧向后一步，左腿屈膝、屈胯，右腿自然伸直，勾脚尖向上，足跟着地；腰向右前 45° 转杖经体前向体右侧后下方划圆弧，左手划至右腰侧，似撑船动作；目视前方。③右脚落平，左脚向前与右脚并拢，屈膝半蹲；同时，腰继续向右转，杖由体右侧经后下方向上划圆弧举至头右侧上方；随即两腿伸膝，自然站立，腰向左前 45° 转，杖向前、向体左侧后下方划圆弧，右手划至与腰同高，似撑船动作；目视前方。

右式：右式与左式动作相同，唯左右相反。本式一左一右为 1 遍，共做 2 遍。

【技术要领】①杖在体侧划圆时，腰自然转动与之相配合，视线随杖变化，呼吸遵循起吸落呼的规律。②撑杖时，以杖向下传递劲力，气沉丹田。③初学者在上步、退步时，两脚间距可稍宽一些。待技术熟练以后，下肢平衡能力增强，两腿内侧应站在一条直线上。④有肩关节活动障碍的练习者可单独练习此式并灵活掌握动作幅度和速度。

【功理作用】①划桨撑船，突出了手腕的旋转和肩部的圆转运动，进一步加强了对手三阴、手三阳经络的刺激程度。肺经与大肠经、心经与小肠经、心包经与三焦经相表里。本式动作有助于促进水谷运化，消食导滞。②踝关节的屈伸动作可以加强对足三阴、足三里经络的刺激程度，有利于疏肝利胆，通调膀胱。

③肩部的圆转运动,有利于防治肩周病,缓解肩部病痛。

第三式:风摆荷叶 见图3-61。

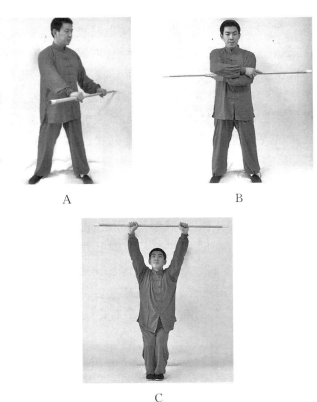

图3-61 风摆荷叶

【**技术动作**】

左式:①接上式。左脚侧开,两脚平行,距离约与肩同宽,两腿屈膝下蹲;腰由右向左前45°转,两手由环握变为虎口夹持杖,手心向下,经腹向左前方划平圆;两腿伸膝自然站立;两手环握杖,卷腕,弧形收杖于腹左侧;目视左前下方。②两腿不变;腰右转,杖由左向右横摩运小腹,右手引杖至右肩斜后方,左手环握杖行至右肋胁处;随即两腿屈膝半蹲;腰转正,左右两手分别

沪上中医名家养生保健指南丛书

向右、向左交错划圆,右臂在上、左臂在下交叠于胸前;目视前方。③两腿伸膝,自然站立;左手握杖经腰前向体左侧后方划平圆,至左脚脚跟后缘向左的延长线上,左手约同腰高;右臂自然伸直,贴于右耳侧;上体呈左侧屈,杖斜立,停于体左侧斜后方;随即两手十指自然伸直,夹持杖,稍停;目视杖的方向。④两腿不动;身体直立,仰头,杖向上弧形举至头上方,直腕,十指向上,两臂自然伸直,目视上方;随即两腿屈膝下蹲,杖下落至胸前,再由两乳向下摩运至腹,两手手心向下;收左脚与右脚并拢,自然站立,两手环握杖,置于腹前;目视前方。

右式:右式与左式动作相同,唯左右方向相反。本式一左一右为 1 遍,共做 2 遍。

【技术要领】①在动作过程中,两手有环握、夹持等不同的手法变化,注意卷腕、旋腕、直腕的动作与之配合。②两手环握杖做水平交错划圆时,要注意配合转腰、松肩、伸臂。③杖向体侧划圆呈上体侧屈时,在下的手先向体侧划圆引领,高不过腰,在上的手臂伸臂贴耳于头上。两手运动要有前有后、有主有从地引导杖完成动作。④中老年人可适当减小侧屈动作幅度;青年人的动作要到位,幅度大一些。⑤根据杖的长短以及自己的身体素质情况,注意适当调整向侧开步的步幅和重心的高低等。

【功理作用】①身体侧屈,可以有效地刺激胆经、冲脉和任督二脉等重要经脉,有助于疏肝利胆,平抑肝阳上亢,促进全身气血通畅运行。②根据整脊学实践及理论,脊柱左右侧屈动作,可以预防或调理脊柱生理弯曲不对称、不平衡等现象,有效地避免脊柱在形态上的不良变化。

第四式:船夫背纤　见图 3-62。

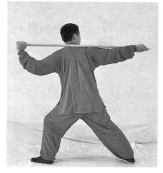

图 3-62　船夫背纤

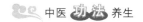

【技术动作】

左式：①接上式。左脚向左侧一步,身体左转,屈膝呈左弓步;同时,左手引杖端由腹前向体左、向上、向后、向下划圆弧并摩运左肋胁,左手环握杖停于左腰间;右手向下、向前、向上划圆弧至体前;目视左前方。②重心右移,右脚掌向外碾转,左脚内扣,两脚平行,两腿伸膝,自然站立;同时,腰向右转正,左手环握杖继续向下、向前经左膝外侧向上划圆弧,右手环握杖向体后、向右下划圆弧,按压在肩上;目视前方。③右脚外展约90°,左脚跟向左后蹬转,伸膝,屈右膝呈弓步;同时,腰向右后拧转,两手环握杖随腰的转动,在肩上摩运、立圆转杖近180°按压在肩上;继续向下松沉重心,左手杖侧按压左肩井穴;目视右后方,稍停。④左手引导杖端经头上,向右肩、右胸下落,右手杖端自然向上划圆弧;重心左移,左脚掌向外碾转,左腿屈膝,右脚内扣,右腿伸膝时身体向左转正,杖经腹向体左侧划圆弧;重心移至右腿(屈膝),左腿伸膝,收左脚与右并拢,两腿半蹲,杖向上划圆弧举至头上,变十指尖向上,夹持杖;随即两腿伸直,自然站立,杖下落至两乳,向下摩运至腹,两手变环握杖置于腹前;目观前方。

右式：右式与左式动作相同,唯左右方向相反。本式一左一右为 1 遍,共做 2 遍。

【技术要领】①以左弓步转杖为例。左手环握杖向体左、向上划圆至面前时,左手向杖端稍滑动,两腿伸膝站立,转杖按压至肩上时,右手稍向杖端滑动,两手环握的位置对称。②环握杖向后划圆弧摩运胁肋时,手腕配合有卷腕、伸腕动作。③以左弓步拧转腰、转杖为例。随着腰向左后拧转,左手握杖沿左肩稍滑动、摩运,杖不离肩,再向左体侧下、向体后划立圆,右手环握杖随之,杖转动近 180°。④腰拧转背纤时,以腰带肩,立圆转杖。初学者可以重心稍高,步幅稍小,微转体;待技术熟练以后,身体素质加强,可以增大步幅,降低重心,使腰部的拧转和腿部蹬伸更充分,上体、下肢形成一条直线、一股完整的拧劲。⑤杖在肩

部的摩运、按压要柔和。右弓步背纤时,重点按压左肩井穴,左弓步背纤时,则重点按压右肩井穴,同时上下肢动作和呼吸协调配合。

【功理作用】①左右转头,可以有效地刺激大椎穴,益气壮阳;用杖按压肩井穴,有利于促进全身气血运行,增强体质,有助于人体祛风散寒,解除颈、肩、背痹痛。②拧腰、伸膝、蹬脚的背纤动作,进一步有效地刺激任督二脉、带脉以及足三阴、足三阳诸经络,加强全身气血运行,强腰固肾;同时又增大了腰椎和髋关节的活动幅度,使腰腿部肌群得到充分牵拉,有利于腰腿灵活性和柔韧性的完善与提高。

第五式:神针定海 见图3-63。

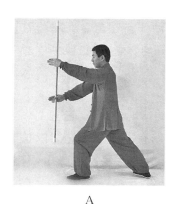 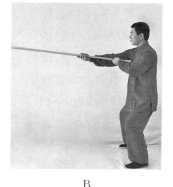

A   B

图3-63 神针定海

【技术动作】

左式:①接上式。两腿微屈膝,左脚侧开,重心向左移动,两脚平行,距离约与肩同宽,随即两腿自然伸直;同时,左手夹持杖,手心向下,右手腕外旋翻转手心向上托杖,由腹前向左、向上划立圆,举至头上;随即两腿屈膝半蹲,杖向体右侧弧形下落,约与腰同高;目随杖走。②两腿自然伸直,腰微右转体;左手旋杖,夹持杖立于右胸前,右手夹杖在右斜下方;随即左脚外展90°,右脚向右后蹬转,屈膝呈左弓步;同时,向左转体,弧形摆杖立于体前;目视体前方。③右脚上一步,两脚平行,距离约与肩同宽,两腿屈膝半蹲;同时,左手卷旋环握,杖端向下划弧,左手与腰同高,右手稍向右杖端滑动,杖端向上划圆弧,杖竖立于体前,右手握于杖与眼同高处;随即右手握杖向下滑落,杖触及左手;目视前方。④两腿伸膝,自然站立;同时两手下落至腹前分开,两臂经体侧伸直,右手持杖,杖的下端向后、向上划弧贴于右臂后;左臂外旋向体左前45°。上举,手心向上,与头同高;随即松胯,微屈膝;左臂屈肘,手掌心向下,经面前按掌至腹前;目视前方。

右式:右式与左式动作相同,唯左右方向相反。本式一左一右为1遍,一共做2遍。

【技术要领】①身械配合不熟练时,可先单独练习旋杖、卷杖、滑杖等基本动作。②呼吸要与动作自然配合。随着对技术要领细致的掌握,呼吸会逐渐变得细匀深长,并过渡到以腹式呼吸为主。③手臂上举、下按时,松肩,肘关节保持弧度,意念纳天地之精华,归入丹田,静立片刻。

【功理作用】①手腕的旋翻、圆转运动,弥补了日常工作中多是屈伸活动的不足,对预防手腕损伤有积极作用。②以杖导引行气,意气相合,想象捧天地泰和之气由百会贯入丹田,有益于养神、培补和养护元气,提高练功效果。

第六式:金龙绞尾 见图3-64。

【技术动作】

左式:①接上式。右脚内扣,左脚向左后退一步,右手环握,引导杖端向右前方45°伸,左手滑杖至1/3端;重心向左腿移动,左脚掌向外碾转,右脚掌向内碾,屈膝呈左弓步;同时,向左后转体,杖向上、向体

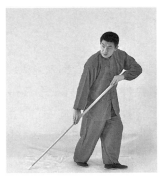

图3-64 金龙绞尾

前划立圆至右肩前,与肩同高,左手握杖停于右腋下;目视杖的方向。②重心向右腿移动,右腿屈膝,左腿自然伸直;同时,左手向前、右手向后滑杖,左手环握于杖端,稍高于左肩,右手握杖于右腰间;左脚经右脚后交叉,两腿屈膝下蹲,呈高歇步,腰微右转;目视体右前方,稍停。③重心下降,屈膝全蹲呈低歇步;腰右转,左手向体右斜前方插杖,杖端触地,左手托杖另一端;右手向左滑杖约至 1/3 处,夹持杖,目视杖端;随即左手搅杖,向下压杖,两手心向下,夹持杖;目视杖。④两腿伸膝站起,左脚向左侧一步;同时,左手向体左水平引杖,右手向右滑杖至杖端约 1/3 处;重心向左移动,右脚与左脚并拢,自然站立,左手向内滑杖至约 1/3 处,两手约与肩同宽,环握杖置于腹前;目视前方。

右式:右式与左式动作相同,唯左右方向相反。本式一左一右为 1 遍,共做 2 遍。

【技术要领】①运动处处体现阴阳对立统一的关系。杖向身体斜前引伸时,腿则反向后伸;杖由下向上立圆转动时,重心向下松沉。②绞杖时手腕外旋,配合吸气;手腕内旋两手向下压杖时,配合呼气起身;开步时,配合吸气;一脚与另一脚并拢、站立时,配合呼气。③中老年人及高血压病、冠心病等患者做低歇步时,可选用高位抵压承山穴的高歇步。青年人应做屈膝全蹲的低歇步。随着中老年人身体体质逐渐增强,因人而异,可用低歇步。④立圆转动杖时,注意肩要放松,舒伸手臂;两手相向滑杖时,注意手不离杖,杖不离身,沉肩、垂肘。

【功理作用】①高歇步时,后交叉腿膝抵压前小腿后的承山穴,可重点、有效地刺激足太阳膀胱经。因膀胱经与肾经相表里,故此式利于疏导肾水的代谢,有排毒作用。②以腰为轴左右转体,有节奏地刺激带脉,带脉管束人体上下经脉的通行,有利于全身经脉之气的调畅。③低歇步对下肢柔韧、平衡、力量控制能力提出了更高要求。此式有利于加强中老年人下肢肌肉的力量,提高平衡能力,对减少小腿肌痉挛有一定作用。

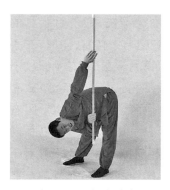

图 3-65　探海寻宝

第七式：探海寻宝　　见图 3-65。

【技术动作】

左式：①接上式。左脚侧开，两脚平行，距离约与肩同宽，自然站立；同时，两臂向体前平举杖至与肩同高；随即坐腕、屈肘，收杖于两乳下，卷杖沿腹向下摩运至脚，上体随之前屈，手臂自然伸直；目随杖走。②两膝微屈再伸，重心向左移动偏于左腿；同时，向左转体，转头，弧形向上举杖，右手停于左肩处，目视杖的上端；随即重心右移，两膝微屈，身体右转呈体前屈，微弓背，杖落于两脚前；目随杖走。③两膝伸直；同时，塌腰，两臂自然向下松垂，抬头，吸气，稍停，随即呼气。④头向上领起，身体直立，卷杖沿两腿向前向上摩运至两乳下；收左脚与右脚并拢，两腿由屈到伸，自然站立；杖向下摩运至腹，两臂自然伸直；目视前方。

右式：右式与左式动作相同，唯左右相反。本式一左一右为1遍，共做2遍。

【技术要领】①两臂向前平举杖，两肩松沉，虚腋；收杖于胸前，由手、腕、肘依次连贯屈曲变化完成动作。②身体前屈、向左转体举杖时，左手引领杖，右手随之；身体右转、体前屈、下落杖时，右手下沉，左手随之。反之亦然。③呼吸要匀细，与动作配合协调，以腹式呼吸为主。④初学者以及中老年人体前屈俯身不要太低，以没有憋气或没有胸腹压迫感为好；保持两膝自然伸直，呼吸顺畅。

【功理作用】①左右转体、转头以及体前屈的抬头、塌腰，可以更有效地刺激任督二脉和带脉，不断加强全身的气血流通，调补先天，补益后天，强腰固肾，达到健身目的。②两膝伸直、俯身前屈、塌腰，可以有效地拉伸大腿后部肌群，提高下肢柔韧性，有利于缓解腰背部肌肉的疲劳和紧张。

第八式:气归丹田 见图3-66。

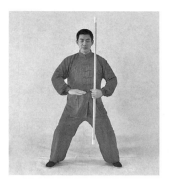

图 3-66 气归丹田

【技术动作】①接上式。左手伸指,手心向下贴杖,外旋手腕,夹持杖垂直,两臂分开,自然垂于身体两侧;左脚侧开,两脚平行,距离约与肩同宽,自然站立;目视前方。②两腿屈膝半蹲;同时,两臂由体侧向腹前合抱,两手合抱于腹前,两掌心向内,十指相对,约距10厘米;目视前方,稍停。③两腿伸膝,自然站直;两手向丹田处收拢,随即两臂自然分开垂于体侧。重复②动作、③动作2遍。

【技术要领】两掌合抱向丹田处收拢,两手距丹田约10厘米,两臂再自然分开。

【功理作用】以意行气,引气回收,培补丹田,增补元气。

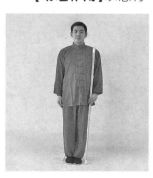

图 3-67 收势

第九式:收势 见图3-67。

【技术动作】接上式。稍停,随即左脚与右脚并拢,自然站立;目视前方,稍停。

【技术要领】①站立要松腰、敛臀、虚腋,两肩松沉,身体中正,自然放松;意念人与天地交流乐融融。②配合深长细匀的腹式呼吸。呼吸深长的程度因人而异,顺其自然。

【功理作用】由动复静,巩固丹田元气,使身心调节到最佳的放松和平衡状态,达到强身健体的目的。

第三节　古代健身养生功法

一、五禽戏（立位）

（一）五禽戏的源流

五禽戏是一种中国传统健身方法，由五种模仿动物的动作组成。五禽戏又称"五禽操""五禽气功""百步汗戏"等。据说由东汉医学家华佗创制。五禽戏是中国民间广为流传的、也是流传时间最长的健身方法之一，其健身效果被历代养生家称赞。

据传华佗的徒弟吴普因长年习练此法而达到百岁高龄。"夫五禽戏法，任力为之，以汗出为限。轻身，消谷气，益气力，除百病。陀行之，年过百岁。教传弟子广陵吴普，亦得延年长寿。"华佗把五禽戏法传给吴普，又走到院内，伸曲跳跃，展合扑跌，示范了一遍。吴普得到了华佗的传授，于是天天练了起来，把身体锻炼得由弱变强，活到年近百岁。他把此法又传给了许多人，凡学会了"五禽戏"的，都成了百岁老人。

五禽戏是根据虎、鹿、熊、猿、鸟的活动特点，结合中医脏腑、经络、气血理论编成的一套具有民族特色的仿生类功法，具有明显的健身强体作用，长期以来深受历代养生家和人们的欢迎。它是一种"外动内静""动中求静""动静兼备"、有刚有柔、刚柔并济、练内练外、内外兼练的仿生功法。如果有点不舒服，做上一番五禽戏，让身体活动出汗，马上就会觉得好些。

1982年6月28日，国家卫生部、教育部和当时的体委发出通知，把五禽戏等中国传统健身法作为在医学类大学中推广的"保健体育课"的内容之一。2003年中国国家体育总局把重新编排后的五禽戏等健身法作为"健身气功"的内容向全国推广。

（二）五禽戏的功法特点

五禽戏不拘泥于象形动作，力求蕴含"五禽"神韵，仿效虎之威猛、鹿之安舒、熊之沉稳、猿之灵巧、鸟之轻捷,要求做到形神兼备,意气相随,内外合一,动作柔和舒展,协调匀称,美观大方,运动量适中,具有引伸肢体、动诸关节,外导内引、形松意充,足有对称、动静结合,练养相兼、安全易学的特点。

（三）五禽戏的养生作用

五禽戏对锻炼者的生理功能、身体素质以及心理状态等方面都有积极影响。习练者的心血管功能、呼吸功能有所改善,关节灵活性有所提高,体力和握力有所提高,精神状态和自信心有所增强。

（四）五禽戏的具体内容

1. **五禽戏简介**　五禽戏包括起式、收式和 5 节正功,其中每一个动作均重复做 6 次。完整练习一遍五禽戏的时间应该不少于 10 分钟。本功法可整套进行锻炼,也可分节选取合适者进行锻炼;可按次数练习,也可不限次数反复锻炼,方便灵活。练习者可以自行掌握,以体热微出汗为度。

2. **五禽戏的基本手型**　五禽戏,分别是虎戏、鹿戏、熊戏、猿戏和鸟戏,每种动作都是模仿了相应的动物动作。

五禽戏的基本手型对应了 5 种动物,其中猿戏的手型包括猿勾和握固。

（1）虎爪:虎口撑圆,五指张开,第 1、2 指关节弯曲内扣。

（2）鹿角:拇指伸直外张,食指、小指伸直,中指、无名指弯曲内扣。

（3）熊掌:拇指压在食指端上,其余四肢并拢弯曲,虎口撑圆。

（4）猿勾:五指捏拢,屈腕。

（5）握固:五指屈曲握拢,拇指抵掐无名指根节内侧,其余四指屈拢收于手心。

（6）鸟翅:五指伸直,拇指、食指、小指向上翘起,无名指、中指并拢向下。

五禽戏是一种古老的传统功法,五指模仿虎、鹿、熊、猿、鸟

(鹤)5 种动物的动作。"禽"指禽兽,古代泛指动物;"戏"在古代是指歌舞杂技之类的活动,在此指特殊的导引练功方式。相传,此功法是由华佗在总结前人导引功法的基础上所创造,故又称"华佗五禽戏"。练虎戏时,要表现出威猛的神态,目光炯炯,摇头摆尾,扑按搏斗等,有助于强壮体力;练鹿戏时,要仿效鹿那样心静体松,姿势舒展,要把鹿的探身、仰脖、缩颈、奔跑、回首等神态表现出来,有助于舒展筋骨;练熊戏时,要像熊那样浑厚沉稳,表现出撼运、抗靠、步行时的神态,熊外形笨重,走路软塌塌,实际上在沉稳之中又富有轻灵;练猿戏时,要仿效猿猴那样敏捷好动,表现出纵山跳涧、攀树蹬枝、摘桃献果的神态,猿戏有助于发展灵活性;练鸟戏要表现出亮翅、轻翔、落雁、独立等动作神态。后世医家、养生家因师传之变异,或根据五禽戏基本原理不断发展变化,创编了众多的五禽戏套路。虽然各法动作锻炼重点有所不同,但其基本精神大同小异。本节五禽戏的动作参照国家体育总局推出的五禽戏新版,并参照《三国志·华佗传》的记载编写,共有五戏,每戏两式,加预备式和收式共十二式。

(五)五禽戏的具体内容

1. 预备式

【技术动作】①两脚并拢,自然伸直;两手自然垂于体侧;胸腹放松,头项正直,下颌微收。②舌抵上腭,目视前方。③左脚向左平开一步,稍宽于肩,两膝微屈,松静站立;调息数次,意守丹田。④肘微屈,两臂在体前向上、向前平托,掌心向上,与胸同高,配合吸气,两肘屈曲内合,两掌向内翻转,并缓慢下按于腹前,配合呼气。

重复③、④动作两遍后,两手自然垂于体侧。

2. 五禽戏

(1)第一戏:虎戏。

虎戏锻炼时要体现虎的威猛。神发于目,虎视眈眈;威生于爪,伸缩有力;神威并重,气势凌人。

1) 第一式：虎举，见图 3 - 68。

【技术动作】①接上式。两手掌心向下，十指撑开，再弯曲呈虎爪状（虎爪：五指张开，屈曲指间关节，内扣，虎口撑圆）；目视两掌。②随后，两手外旋，由小指先弯曲，其余四指依次弯曲握拳，两拳沿体前缓慢上提。至肩前时，十指撑开，举至头上方，再弯曲呈虎爪状。③两掌外旋握拳，拳心相对，目视两拳。④两拳

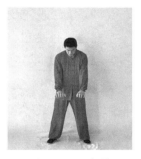

图 3 - 68　虎举

下拉至肩前时，变掌下按。沿体前下落至腹前，十指撑开，掌心向下，目视两掌。重复①～④动作 3 遍后，两手自然垂于体侧；目视前方。

2) 第二式：虎扑，见图 3 - 69。

【技术动作】①接上式。两手握空拳，沿身体两侧上提至肩前上方。②两手向上、向前划弧，十指弯曲呈虎爪状，掌心向下；同时上体前俯，挺臂塌腰。③两腿屈膝下蹲，收腹含胸；同时，两手向下划弧至两膝侧，掌心

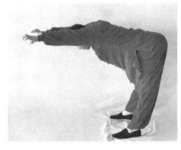

图 3 - 69　虎扑

向下；目视前下方。随后，两腿伸膝，送髋，挺腹，后仰；同时，两掌握空拳，沿体侧向上提至胸侧；目视前上方。④左腿屈膝提起，两手上举。左脚向前迈出一步，脚跟着地，右腿屈膝下蹲，呈左虚步；同时，上体前倾，两拳变"虎爪"向前、向下扑至膝前两侧，掌心向下；目视前下方。随后上体抬起，左脚收回，开步站立；两手自然下落于体侧；目视前方。⑤～⑧动作同①～④，但左右相反。重复 1～8 遍后，两掌向身体侧前方举起，与胸同高，掌心向上，目视前方。两臂屈肘，两掌内合下按，自然垂于体侧；目视前方。

（2）第二戏：鹿戏。

鹿喜挺身眺望，好角抵，运转尾闾，善奔走，通任、督二脉。习练"鹿戏"时，动作轻盈舒展，神态安闲雅静。

1）第一式：鹿抵，见图3-70。

【技术动作】①接上式。两腿微屈，身体重心移至右腿，左脚经右脚内侧向左前方迈步，脚跟着地；同时，身体稍右转；两掌握空拳，向右侧摆起，拳心向下，高与肩平；目随手动，视右拳。②身体重心前移；左腿屈膝，脚尖外展踏实，右腿伸直蹬实；同时，身体左转，两掌呈"鹿角"（鹿角：中指、无名指弯曲，其余三指伸直张开），

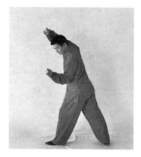

图3-70 鹿抵

向上、向左、向后划弧，掌心向外，指尖朝后，左臂弯曲外展平伸，肘抵靠左腰侧；右臂举至头前，向左后方伸抵，掌心向外，指尖朝后；目视右脚跟。随后，身体右转，左脚收回，开步站立；同时两手向上、向右、向下划弧，两掌握空拳下落于体前；目视前下方。

③～④动作同①～②，但左右相反。⑤～⑧动作同①～④，重复①～⑧动作1遍。

2）第二式：鹿奔，见图3-71。

【技术动作】①接上式。左脚向前跨一步，屈膝，右腿伸直呈左弓步；同时，两手握空拳，向上、向前划弧至体前，屈腕，高与肩平，与肩同宽，拳心向下；目视前方。②身体重心后移；左膝伸直，全脚掌着地，右腿屈膝；低头，弓背，收腹；同时，两臂内旋，两掌前伸，掌背相对，拳变"鹿角"。③身体重心前移，上体抬起；右腿伸直，左腿屈膝，呈左弓步；松肩沉肘，两臂外旋，"鹿角"变空拳，高与肩平，拳心向下；目视前方。④左脚

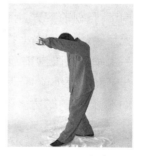

图3-71 鹿奔

收回,开步直立;两拳变掌,回落于体侧;目视前方。

⑤~⑧动作同①~④,但左右相反。以上重复①~⑧动作1遍后,两掌向身体侧前方举起,与胸同高,掌心向上;目视前方。屈肘,两掌内合下按,自然垂于体侧;目视前方。

(3) 第三戏:熊戏。

熊戏锻炼时,要表现出熊憨厚沉稳、松静自然的神态。运式外阴内阳,外动内静,外刚内柔,以意领气,气沉丹田;行步外观笨重拖沓,其实笨中生灵,蕴含内劲,沉稳之中显灵敏。

1) 第一式:熊运,见图3-72。

【技术动作】①接上式。两掌呈"熊掌"(熊掌:握空拳,大指压于食指指甲上,虎口撑圆),拳眼相对,垂手下腹部,目视两拳。②以腰、腹为轴,上体做顺时针摇晃;同时,两拳随之沿右肋部、上腹部、左肋部、下腹部划圆,目随上体摇晃环视。

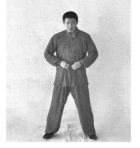

图3-72　熊运

③~④动作同①~②,⑤~⑧动作同①~④,但左右相反,上体做逆时针摇晃,两拳随之划圆。做完最后一个动作后,两拳变掌下落,自然垂于体侧;目视前方。

2) 第二式:熊晃,见图3-73。

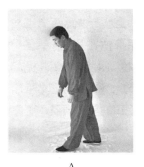
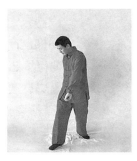

A　　　　　　　　　　　B
图3-73　熊晃

【技术动作】①接上式。身体重心右移;左髋上提,牵动左脚离地,再微屈左膝;两掌握空拳呈"熊掌";目视左前方。②身体重心前移;左脚向左前方落地,全脚掌踏实,脚尖朝前,右腿伸直;身体右转,左臂内旋前靠,左拳摆至左膝前上方,拳心朝左,右拳摆至体后,拳心朝后;目视左前方。③身体左转,重心后坐;右腿屈膝,左腿伸直;拧腰晃肩,带动两臂前后弧形摆动;右拳摆至右膝前上方,拳心朝右;左拳摆至体后,拳心朝后;目视右前方。④身体右转,重心前移;左腿屈膝,右腿伸直;同时,左臂内旋前靠,左拳摆至左膝前上方,拳心朝左;右掌摆至体后,拳心朝后;目视左前方。

⑤~⑧动作同①~④,但左右相反。重复①~⑧动作1遍后,左脚上步,开步站立;同时,两手自然垂于体侧。两掌向身体侧前方举起,与胸同高,掌心向上;目视前方。屈肘,两掌内合下按,自然垂于体侧;目视前方。

(4) 第四戏:猿戏。

猿生性好动,机智灵敏,善于纵跳,折枝攀树,躲躲闪闪,永不疲倦。习练猿戏时,外练肢体的轻灵敏捷,欲动则如疾风闪电,迅敏机警;内练精神的宁静,欲静则似静月凌空,万籁无声,从而达到"外动内静""动静结合"。

1) 第1式:猿提,见图3-74。

【技术动作】①接上式。两掌在体前,手指伸直分开,再捏紧。②两拳上提至胸,两肩上耸,收腹提肛;同时,视身体左侧;两拳呈"猿钩"(猿钩:五指并拢,屈腕);脚跟提起,头向左转;目随头动。③头转正,两肩下沉,松腹落肛,脚跟着地;"猿钩"变掌,掌心向下;目视前方。④两掌沿体前下按落于体侧;目视前方。

⑤~⑧动作同①~④,但头向右转。

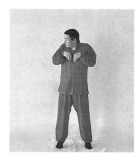

图3-74 猿提

重复①~⑧动作1遍。

2）第二式:猿摘,见图3-75。

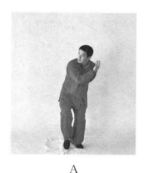 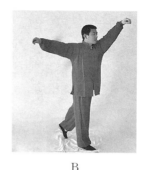

A B

图3-75 猿摘

【技术动作】①接上式。左脚向左后方退步,脚尖点地,右腿屈膝,重心落于右腿;同时,左臂屈肘,左拳呈"猿钩"收至左腰侧;右拳向右前方自然摆起,掌心向下。②身体重心后移;左脚踏实,屈膝下蹲,右脚收至左脚内侧,脚尖点地,呈右丁步;同时,右掌向下经腹前向左上方划弧至头左侧,掌心对太阳穴;目先随右掌动,再转头注视右前上方。③右掌内旋,掌心向下,沿体侧下按至左髋侧;目视右掌。右脚向右前方迈出一大步,左腿蹬伸,身体重心前移;右腿伸直,左脚脚尖点地;同时,右掌经体前向右上方划弧,举至右上侧变"猿钩",稍高于肩;左掌向前、向上伸举,屈腕撮钩,呈采摘式;目视左掌。④身体重心后移;左掌由"猿钩"变为"握固"(握固:拇指屈曲,指端压于无名指根部,其余四指握拳);右手变掌,自然回落于体前,虎口朝前。随后,左腿屈膝下蹲,右脚收至左脚内侧,脚尖点地,呈右丁步;同时,左臂屈肘收至左耳旁,掌指分开,掌心向上,呈托桃状;右掌经体前向左划弧至左肘下捧托;目视左掌。

⑤~⑧动作同①~④,但左右相反。重复①~⑧动作1遍后,左脚向左横开一步,两腿直立;同时,两手自然垂于体侧。两

沪上中医名家养生保健指南丛书

掌向身体侧前方举起,与胸同高,掌心向上;目视前方。屈肘,两掌内合下按,自然垂于体侧;目视前方。

(5)第五戏:鸟戏。

鸟戏取形于鹤。鹤是轻盈安详的鸟类,人们提及它时往往取意它的健康长寿。习练时,要表现出鹤的昂首挺拔、悠然自得的神韵。仿效鹤翅飞翔,抑扬开合。两臂上提,伸颈运腰,真气上引;两臂下合,含胸松腹,气沉丹田。活跃周身经络,灵活四肢关节。

1)第一式:鸟伸,见图3-76。

【技术动作】①接上式。两腿微屈下蹲,两掌在腹前相叠。②两掌向上举至头前上方,掌心向下,指尖向前;身体微前倾,提肩,缩项,挺胸,塌腰;目视前下方。③两腿微屈下蹲;同时,两掌相叠下按至腹前;目视两掌。④身体重心右移;右腿蹬直,左腿伸直向后抬起;同时,两掌左右分开,掌呈"鸟翅"(鸟翅:五指伸

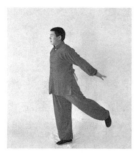

图3-76 鸟伸

直,中指、无名指略低,其余三指背伸),向体侧后方摆起,掌心向上;抬头,伸颈,挺胸,塌腰;目视前方。

⑤~⑧动作同①~④,但左右相反。重复①~⑧动作1遍后,左脚下落,两脚开步站立,两手自然垂于体侧;目视前方。

2)第二式:鸟飞,见图3-77。

【技术动作】①接上式。两腿微屈;两掌呈"鸟翅"合于腹前,掌心相对;目视前下方。②右腿伸直独立,左腿屈膝提起,小腿自然下垂,脚尖朝下;同时,两掌呈展翅状,在体侧平举向上,稍高于肩,掌心向下;目视前方。③左脚下落在右脚旁,脚尖着地,两腿微屈;同时,两掌合于腹前,掌心相对;目视前下方。

④~⑥动作同①~③,但左右相反。重复①~⑥动作1遍后,两掌向身体侧前方举起,与胸同高,掌心向上;目视前方。屈

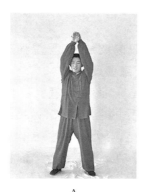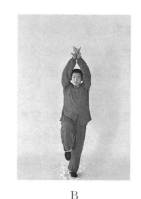

A　　　　　　　　B

图 3 - 77　鸟飞

肘,两掌内合下按,自然垂于体侧;目视前方。

　　3) 收式:引气归元,见图 3 - 78。

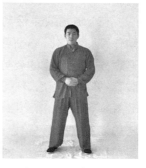

【技术动作】①两掌经体侧上举至头顶上方,掌心向下,吸气。②两掌指尖相对,沿体前缓慢下按至腹前;目视前方,呼气。重复①～②动作 2 遍。③两手缓慢在体前划平弧,掌心相对,高与脐平;目视前方。④两手在腹前合拢,虎口交叉,叠掌;眼微闭静养,调匀呼吸,意守丹田。⑤数分钟后,两眼

图 3 - 78　引气归元

慢慢睁开,两手合掌,在胸前搓擦至热。⑥掌贴面部,上、下擦摩,浴面 3～5 遍。⑦两掌向后沿头顶、耳后、胸前下落,自然垂于体侧;目视前方。⑧左脚提起向右脚并拢,前脚掌先着地,随之全脚踏实,恢复成预备式;目视前方。

(六) 五禽戏功法注意事项

　　1. 呼吸要求　练功前,先调匀呼吸。在每一戏锻炼中,呼吸要自然平稳,不可张口喘息,宜采用腹式呼吸。

　　2. 意念要求　意守丹田,排除杂念,想着脐下小腹部,有助

沪上中医名家养生保健指南丛书

于形成腹式呼吸,做到上虚下实。

3. 技术要领

(1) 全身放松练功时,不仅肌肉要放松,思想神态也要放松,使动作柔中有刚,柔和连贯,不致僵硬。

(2) 练习五禽戏时,必须把握好"形、神、意、气"4 个方面。"形",即练功时的姿势,要根据动作的名称含义,做出与之相适应的动作造型,动作到位,合乎规范,努力做到"演虎像虎""学熊似熊"。"神",即神态、神韵,习练功法时应做到"惟神是守"。"意",即意念、意境,在习练中要尽可能排除不利于身体健康的情绪和思想,使思想集中,排除杂念,做到心静神凝。"气",即指练功时对呼吸的锻炼,也称调息,即习练者有意识地注意呼吸调整。

(3) 五禽戏虽然动作相对简单,容易学会,但要练得纯熟,动作细化、精化,必须经过一段时间的认真习练。因此,初学者必须先掌握动作的姿势变化和运行路线,初步做到"摇筋骨,动肢节"即可。随后,在习练中要注意动作的细节,可采取上、下肢分解练习,再过渡到以腰为轴的完整动作习练,最后进行完整功法的习练,使动作符合规范,并达到熟练的程度。此时,就要注意动作和呼吸、意识、神韵的结合,充分理解动作的内涵和意境,真正达到"形神兼备,内外合一"。

4. 习练功用

(1) 虎举:两掌举起,吸入清气;两掌下按,呼出浊气。一升一降,疏通三焦气机,调理三焦功能;手呈"虎爪"变拳,可增强握力,改善上肢远端关节的血液循环。

(2) 虎扑:引腰前伸,增加了脊柱各关节的柔韧性和伸展度,可使脊柱保持正常的生理弧度;脊柱运动能增强腰部肌肉力量,对常见的腰部疾病有防治作用;脊柱的前后伸展折叠,牵动任督二脉,起到调理阴阳、疏通经络、推动气血运行的作用。

(3) 鹿抵:尾闾运转可起到强腰补肾、强筋健骨的功效,从而防止腰部疾病发生。

（4）鹿奔：两臂内旋前伸，肩背部肌肉得到牵拉，对颈肩综合征、肩关节周围炎等有防治作用；重心后坐，意在疏通督脉经气，具有振奋全身阳气的作用。

（5）熊运：活动腰部关节和肌肉，可防治腰肌劳损及软组织损伤；腰腹转动，两掌划圆，引导内气运行，可加强脾胃的运化功能；运用腰腹摇晃，对消化器官按摩，可防治消化不良、腹胀纳呆、便秘腹泻等症。

（6）熊晃：身体晃动，意在两胁，调理肝脾；提髋行走，加上落步的微震，可增强髋关节周围肌肉的力量，提高平衡能力，有助于防治下肢无力、髋关节损伤、膝痛等症。

（7）猿提："猿钩"的快速变化，可增强神经-肌肉反应的灵敏性；两掌上提时，缩项，耸肩，团胸吸气，挤压胸腔和颈部血管；两掌下按时，伸颈，沉肩，松腹，扩大胸腔体积，可增强呼吸，按摩心脏，改善脑部供血；提踵直立，可增强腿部力量，提高平衡能力。

（8）猿摘：眼神的左顾右盼，有利于颈部运动，促进脑部的血液循环；模拟猿猴在采摘桃果时愉悦的心情，可减轻大脑神经系统的紧张度，对神经紧张、精神忧郁等症有防治作用。

（9）鸟伸：两掌上举吸气，扩大胸腔；两手下按，气沉丹田，呼出浊气，可加强肺的吐故纳新功能，增加肺活量，改善慢性支气管炎、肺气肿等病的症状。两掌上举，作用于大椎和尾闾，督脉得到牵动；两掌后摆，身体呈反弓状，任脉得到拉伸。这种松紧交替的练习方法，可增强疏通任督二脉经气的作用。

（10）鸟飞：两臂的上下运动可改变胸腔容积，若配合呼吸运动可起到按摩心肺作用，增强血氧交换能力；拇、食指的上翘紧绷，意在刺激手太阴肺经，加强肺经气的流通，提高心肺功能；提膝独立，可提高人体平衡能力。

二、八段锦(立位)

(一)八段锦的源流

八段锦之名,最早出现在南宋洪迈所著《夷坚志》中:"政和七年,李似矩为起居郎……尝以夜半时起坐,嘘吸按摩,行所谓八段锦者",说明八段锦在北宋已流传于世,并有坐势和立势之分。

立位八段锦在养生文献上首见于南宋曾慥著《道枢·众妙篇》:"仰掌上举以治三焦者也;左肝右肺如射雕焉;东西独托,所以安其脾胃矣;咽津补气,左右挑其手;摆鳝之尾,所以祛心之疾矣;左右手以攀其足,所以治其腰矣。"但这一时期的八段锦没有定名,其文字也尚未歌诀化。之后,在南宋陈元靓所编《事林广记·修真秘旨》中才定名为"吕真人安乐法",其文已歌诀化:"昂首仰托顺三焦,左肝右肺如射雕;东脾单托兼西胃,五劳回顾七伤调;鳝鱼摆尾通心气,两手搬脚定于腰;大小朝天安五脏,漱津咽纳指双挑。"明清时期,立势八段锦有了很大的发展,并得到了广泛的传播。清末《新出保身图说·八段锦》首次以"八段锦"为名,并绘有图像,形成了较完整的动作套路。其歌诀为:"两手托天理三焦,左右开弓似射雕;调理脾胃须单举,五劳七伤往后敲;摇头摆尾去心火,背后七颠百病消;攒拳怒目增气力,两手攀足固肾腰。"从此,传统八段锦动作被固定下来。

八段锦在流传过程中出现了许多流派。例如,清朝山阴娄杰述八段锦立功,其歌诀为:"手把碧天擎,雕弓左右鸣;鼎凭单臂举,剑向半肩横;擒纵如猿捷,威严似虎狞;更同飞燕急,立马告功成。"另外,还有《易筋经外经图说·外壮练力奇验图》(清·佚名)、《八段锦体操图(12式)》等。这类八段锦都出于释门,僧人将其作为健身养生的方法和武术基本功来练习。

总的来看,八段锦被分成南北两派。行功时动作柔和,多采用站式动作的,被称为南派,伪托梁世昌所传;动作多马步,以刚为主的,被称为北派,附会为岳飞所传。从文献和动作上考察,不论是南派还是北派,都同出一源。其中附会的传人无文字可考证。

八段锦究竟为何人、何时所创,尚无定论。但从湖南长沙马王堆三号墓出土的《导引图》可以看到,至少有 4 幅图势与八段锦图势中的"调理脾胃须单举""两手攀足固肾腰""左右开弓似射雕""背后七颠百病消"相似。另外,从南北朝时期陶弘景所辑录的《养性延命录》中也可以看到类似的动作图势。例如,"狼距鸱顾,左右自摇曳"与"五劳七伤往后瞧"动作相似;"顿踵三还"与"背后七颠百病消"动作相似;"左右挽弓势"基本与"左右开弓似射雕"动作相同;"两手前筑势"基本与"攒拳怒目增气力"动作相同。这些都说明,八段锦与《导引图》以及《养性延命录》有一定关系。

新中国成立后,党和政府对民族传统体育项目非常重视。20 世纪 50 年代后期,人民体育出版社先后出版了唐豪、马风阁等人编著的《八段锦》,后又组织编写小组对传统八段锦进行了挖掘整理。由于政府的重视,习练八段锦的群众逐年增多。到 20 世纪 70 年代末 80 年代初,八段锦作为民族体育项目开始进入我国大专院校课程。这些都极大地促进了八段锦理论的发展,丰富了八段锦的内涵。

(二)八段锦的功法特点

八段锦的运动强度和动作难度的编排次序符合运动学和生理学规律,属于有氧运动,安全可靠。整套功法增加了预备势和收势,使套路更加完整规范。功法动作特点主要体现在以下几个方面。

1. 柔和缓慢,圆活连贯 柔和,是指习练时动作不僵不拘,轻松自如,舒展大方。缓慢,是指习练时身体重心平稳,虚实分明,轻飘徐缓。圆活,是指动作路线带有弧形,不起棱角,不直来直往,符合人体各关节自然弯曲的状态。它是以腰脊为轴带动

沪上中医名家养生保健指南丛书

四肢运动,上下相随,节节贯穿。连贯,是要求动作的虚实变化和姿势的转换衔接,无停顿断续之处。既像行云流水连绵不断,又如春蚕吐丝相连无间,使人神清气爽,体态安详,从而达到疏通经络、畅通气血和强身健体的效果。

2. 松紧结合,动静相兼 松,是指习练时肌肉、关节以及中枢神经系统、内脏器官的放松。在意识的主动支配下,逐步达到呼吸柔和、心静体松,同时松而不懈,保持正确的姿态,并将这种放松程度不断加深。紧,是指习练中适当用力,且缓慢进行,主要体现在前一动作的结束与下一动作的开始之前。八段锦中"双手托天理三焦"的上托、"左右弯弓似射雕"的马步拉弓、"调理脾胃须单举"的上举、"五劳七伤往后瞧"的转头旋臂、"攒拳怒目增气力"的冲拳与抓握、"背后七颠百病消"的脚趾抓地与提肛等,都体现了这一点。紧,在动作中只在一瞬间,而放松须贯穿动作的始终。松紧配合得适度,有助于平衡阴阳、疏通经络、分解粘滞、滑利关节、活血化瘀、强筋壮骨、增强体质。

本功法中的动与静主要是指身体动作的外在表现。动,就是在意念的引导下,动作轻灵活泼、节节贯穿、舒适自然。静,是指在动作的节分处做到沉稳,特别是在前面所讲 8 个动作的缓慢用力之处,在外观上看略有停顿之感,但内劲没有停,肌肉继续用力,保持牵引抻拉,延长作用时间,能够使相应的部位受到一定的强度刺激,有助于提高锻炼效果。

3. 神与形合,气寓其中 神,是指人体的精神状态和正常的意识活动,以及在意识支配下的形体表现。"神为形之主,形乃神之宅"。神与形是相互联系、相互促进的整体。本功法每势动作以及动作之间充满了对称与和谐,体现出内实精神、外示安逸,虚实相生、刚柔相济,做到了意动形随、神形兼备。

气寓其中,是指通过精神的修养和形体的锻炼,促进真气在体内的运行,以达到强身健体的功效。习练本法时,呼吸应顺畅,不可强呼硬吸。

(三)八段锦的养生作用

近代广泛流传的定型于清光绪年间的八段锦歌诀是:"两手托天理三焦,左右开弓似射雕;调理脾胃须单举,五劳七伤往后瞧;摇头摆尾去心火,背后七颠百病消;攒拳怒目增气力,两手攀足固肾腰。"可见八段锦每一式的歌诀都与预防疾病,调理脏腑相联系。

国内临床研究表明,八段锦导引法可增强人体脏腑功能,提高身体素质,改善身体功能,增强防病抗病及抗衰老的能力,并能辅助治疗一些慢性病。如习练八段锦可以减轻中老年人脂质过氧化程度,有助于延缓衰老。

科研测试表明,习练八段锦有助于改善呼吸系统、神经系统以及循环系统的功能,增强细胞免疫功能和机体抗衰老能力,促进心理健康,提高上下肢力量、关节灵活性和平衡能力。

习练八段锦可显著改善中老年人心脑血管功能,增加心搏量、降低外周阻力、提高血管顺应性,使高血压患者血压降低,改善脑血管壁弹性,减少脑血流阻力与脑血管紧张度,提高脑部供血量,使大脑双侧供血更趋于一致,还能改善人的不良心理状态。中医学认为,人体阴阳气血平衡、脏腑功能协调、气血充盛调畅是健康的根本保障。若阴阳动态平衡失调,就会导致脏腑功能异常,气血失调,形神失养,进而出现亚健康状态或疾病状态。八段锦功法是通过疏通气血经脉、调理脏腑功能以增强体质、预防疾病、防老抗衰、调治亚健康状态的。

(四)八段锦的具体操作

八段锦 8 节正功,其中每一个动作均重复做 6～8 次。完整练习一遍八段锦的时间应该不少于 15 分钟。

第一节:双手托天理三焦　见图3-79。

【技术动作】①吸气,两手上托时采用吸气收腹、呼气隆腹的呼吸法。两足分开与肩同宽,舌抵上颚,气沉丹田;两手由小腹

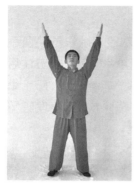

图 3-79　双手托天理三焦

向前伸臂,手心向下向外划弧,顺势转手向上,双手十指交叉于小腹前。②屏息,缓缓曲肘沿任脉上托,当两臂抬至肩、肘、腕相平时,翻掌上托于头顶,双臂伸直;仰头目视手背,稍停片刻。屏息,想象清气从丹田沿任脉上贯通上、中、下三焦,脑清目明。③呼气,松开交叉的双手,自体侧向下划弧慢慢落于小腹前,复如起势。稍停片刻,再如前反复6～8次。

【技术要领】当两臂沿任脉上托至与肩相平时不要耸肩,手臂至头顶上方时稍用力,使三焦得以牵拉。

第二节:左右开弓似射雕　见图3-80。

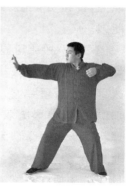

图 3-80　左右开弓似射雕

【技术动作】①吸气,两足分开与肩同宽,左足向左横跨一步,双腿屈膝下蹲呈马步站桩,两膝内扣,两足作下蹬劲,臀髋呈下坐劲,如骑马背上;两手空握拳,屈肘放于两侧髋部,距髋一拳许。②两手向前抬起平胸,左臂弯曲为弓手,向左拉至极点,开弓如满月;同时,右手向右伸出为"箭手",手指作剑诀;顺势转头向右,通过剑指凝视远方,意如弓箭伺机待发,稍停片刻。屏息,想象气机沿督脉上行至巅顶,转从前向下,然后向头转向的同侧手臂运行,可感觉到颈椎、胸椎和腰椎牵拉转动;肩臂、颈部和胸肋部的肌肉、骨骼、韧带牵拉,同时对心肺进行有节律的按摩。③呼气,将两腿伸直,顺势将两手向下划弧,收回于胸前,再向上向两侧划弧缓缓下落两髋外侧;同时收回左腿,还原为站式。再换右足向右横跨,重复如上动作,如此左右交替 6～8 次。

【技术要领】两臂自体侧抬起平胸时身体易出现前后晃动和耸肩,纠正方法是两足抓地,气沉丹田,沉肩坠肘。

第三节:调理脾胃须单举 见图 3-81。

【技术动作】①屏息,两臂下垂,掌心下按,手指向前,呈下按式站桩;两手同时向前向内划弧,顺势翻掌向上,指尖相对,在小腹前如提抱式站桩。②吸气,翻掌,掌心向下,右手自右前方缓缓上举,手心上托,指尖向右,至头上右方将臂伸直;同时左手下按,手心向下,指尖向前。上下两手作争力劲,想象气机以中焦为中心,两臂上下对拔争力,贯通两侧的肝

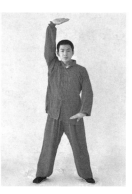

图 3-81 调理脾胃须单举

经、胆经、脾经、胃经,并使其受到牵引。③呼气,还原如起势。④吸气,右手自右上方缓缓下落,左手顺势向上,双手翻掌,手心向上,相接于小腹前。想象气机以中焦为中心,两臂上下对拔争力,贯通两侧的肝经、胆经、脾经、胃经,并使其受到牵引。⑤呼气,还原如起势。如此左右交换,反复作 6～8 次。

【技术要领】两臂上下争力时易出现上下用力不均、躯干倾斜等现象,所以操作时尽量用力均匀,保持立身中正。

第四节:五劳七伤往后瞧 见图 3-82。

【技术动作】①顺腹式呼吸(即吸气隆腹、呼气收腹),吸气使小腹充满,松静站立,两足分开与肩同宽,先将左手劳宫穴贴在小腹下丹田处,右手贴左手背上。②吸气,转头向右肩背后望去,想象内视

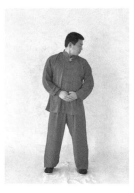

图 3-82 五劳七伤往后瞧

沪上中医名家养生保健指南丛书

左足心涌泉穴,以意领气至左足心。③呼气,稍停片刻,同时将头转向正面,以意领气,从足心经大腿后面上升到尾闾,再到命门穴。④吸气,再转头向左肩背后望去。⑤呼气,还原如起势。

【技术要领】头向左右转动时幅度要一致,与肩齐平,避免脊柱跟着转动。

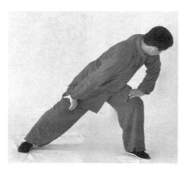

图 3-83　摇头摆尾去心火

第五节:摇头摆尾去心火

见图 3-83。

【技术动作】①吸气使小腹充满,松静站立同前,左足向左横开一步呈马步,两手反按膝上部,手指向内,臂肘撑劲。②屏息,以意领气由下丹田至足心。③呼气,同时以腰为轴,将躯干摇转至左前方,头与左膝呈一垂线,臀部向右下方作撑劲,目视右足尖,右臂绷直,左臂弯曲,以助腰摆。④屏息,稍停片刻。如此左右腰摆 6~8 次。

【技术要领】此势操作时易出现躬腰低头太过、转身角度太过或不及。纠正转动角度,头与左右足尖垂直为度,屈膝左右转动幅度一致,大约 90°,腰部要伸展。

第六节:两手攀足固肾腰

见图 3-84。

【技术动作】①吸气,松静站立同前,两腿绷直,两手叉腰,四指向后托肾俞穴。②吸气,上身后仰。③呼气,上体前俯,两手顺势沿膀胱经下至足跟,再向前攀足尖,屏息,意守涌泉穴。④稍停后,吸气,以意引气至腰,意守命

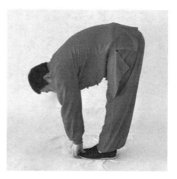

图 3-84　两手攀足固肾腰

沪上中医名家养生保健指南丛书

门穴,缓缓直腰,手提至腰两侧叉腰。如此反复6~8次。

【技术要领】操作此势时易出现身体后仰太过、弯腰屈膝现象。纠正方法:身体后仰以保持平衡稳固,上体前俯时两膝要伸直,向下弯腰的力度可量力而行。

第七节:攒拳怒目增气力　见图 3－85。

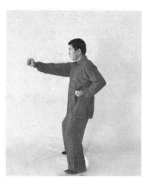

图3－85　攒拳怒目增气力

【技术动作】①吸气,松静站立如前,左足横出变马步,两手提至腰间半握拳,拳心向上,两拳相距三拳左右,两手环抱如半月状,意守丹田或命门穴。②呼气后屏息,将左拳向左前击出,顺势头稍向左转,过左拳,瞪目,虎视远方,右拳同时向后拉,使左右臂争力,屏息。③吸气,稍停片刻,呼气,两拳同时收回原位,松开虚拳,向上划弧经两侧缓缓下落,收回左足,还原为站势。如此左右交替6~8次。

【技术要领】操作此势时易出现耸肩、塌腰、闭目等现象。纠正方法:松腰沉胯,沉肩坠肘,气沉丹田,脊柱正直,怒目圆睁。

第八节:背后七颠百病消　见图 3－86。

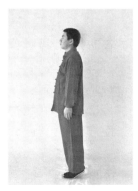

图3－86　背后七颠百病消

【技术动作】①屏息,松静站立如前,膝直足开,两臂自然下垂,肘臂稍外作撑,意守丹田。②吸气,平掌下按,足跟上提,意念头向上虚顶,气贴于背。③呼气,足跟下落着地,手掌下垂,全身放松。如此反复6~8次。

（五）八段锦注意事项

1. 操作提示　足跟提起时注意保持身体平衡,十个脚趾稍分开着地。百会上顶,两手下按,使脊柱尽量得以拔伸。患有脊柱病变者足跟下落要轻,不可用力过重。

2. 呼吸要求 初练者,以自然呼吸为主,待练到一定程度后,可逐渐与动作配合。

3. 意念要求 意念自然,要"似守非守,绵绵若存",过于用意会造成气滞血瘀、精神紧张。松静自然,是八段锦练习的基本要领,也是最根本的法则。

4. 习练要点

(1) 八段锦练习前,要做好准备工作,换穿宽松衣服、练功鞋或软底布鞋,停止剧烈的脑力、体力活动。练功中,每段动作要求伸展、缓慢、柔和,肌肉放松,用力适度,切不可用蛮力、僵力。神态要安宁祥和,精神内守,排除一切杂念。练习完毕,应注意保暖,不可当风。

(2) 八段锦共有8段,可视每人具体情况,选择其中一段或几段或整套进行锻炼,但应循序渐进,持之以恒。练习时间、强度因人而异,一般以每日1~2次,每次练至微微汗出为宜。

5. 习练功用

(1)"两手托天理三焦":通调三焦气机,有利于培育元气,对支气管哮喘、功能性消化不良、便秘、慢性胆囊炎、失眠及脊柱相关疾病有效。

(2)"左右开弓似射雕":通过颈、胸、腰的左右拧转,可改善各部位的血液循环,达到宽胸理气,增强心肺功能的作用。

(3)"调理脾胃须单举":舒散脾胃气滞、疏通中焦气血。通过本式的拉伸动作,使经过胸腹部的足太阴脾经、足阳明胃经得到舒展,特别是使肝、胆、脾、胃等脏器受到牵拉,可增强胃肠蠕动,使脾胃功能得到调理。

(4)"五劳七伤往后瞧":脊柱拧转,可使督脉气血通畅,从而增加脑部供血、加强心肺功能、调理脾胃,并能强腰健肾。对"诸虚劳损""五劳七伤"所指的各种虚损性疾病有一定疗效。

(5)"摇头摆尾去心火":手少阴心经和足少阴肾经得到疏通调节,使居于下焦之肾水上升,以清养心火,从而达到水火既济、阴平阳秘。

(6)"双手攀足固肾腰":通过腰部俯仰动作,刺激了督脉及足太阳膀胱经腧穴,锻炼了人体脊柱功能,故能固肾壮腰,对腰肌劳损、坐骨神经痛及泌尿系统疾病有一定疗效。

(7)"攒拳怒目增气力":"攒拳"可激发足厥阴肝经经气,以致筋骨强健,气力倍增;"怒目"则可疏泄肝气、调和气血,使肝脏的功能处于正常状态。

(8)"背后七颠百病消":补益肾气、疏通经络、调和气血。适当的振动对人体骨骼、肌肉、内脏等均是有益的,久练可增强人体抵抗力、祛病强身。

三、六字诀(立位)

(一)六字诀的源流

六字诀,即六字气诀、六字诀,又称六字气诀,是一种以呼吸吐纳为主要手段的传统健身方法。六字诀历史久远,流传广泛,早在中国南北朝时期陶弘景《养性延命录》就有记载。在六字诀流传过程中,各代医家或养生家都从不同的角度对六字诀进行了补充与完善,如在唐代孙思邈的《千金方》、汪昂《医方集解》、龚廷贤《寿世保元》、冷谦《妙龄修旨》中都有功理功法的说明。因六字诀历代流传,版本较多,2003年中国国家体育总局在对传统六字诀进行挖掘整理的基础上,运用相关现代科学理论与方法编创而成"现代六字诀",并且把重新编排后的六字诀作为健身的内容向全国推广。现代六字诀为使功法更为科学合理,编创时对"嘘、呵、呼、呬、吹、嘻"六个字的顺序、发音和口形进行了调整和规范,其发音标注为 xu、he、hu、si、chui、xi。

(二)六字诀的功法特点

六字诀作为我国古代流传下来的一种养生方法,为吐纳法。

本法通过"嘘、呵、呼、呬、吹、嘻"六个字的不同发音口型,唇齿喉舌的用力不同,并辅以相应的肢体动作和意念,来调整肝、心、脾、肺、肾人体五大系统,以及三焦乃至全身的气脉运行,进而达到柔筋健骨、强壮脏腑、调节心理等强身健体、养生康复的目的。

六字诀各字诀之间既是一个统一的整体,又各具独立性,在吐气发声时,辅以简单的导引动作,具有读音口型、系统规范、吐纳导引、内外兼修、舒缓圆活、动静结合、简单易学、安全有效的特点。它的最大特点是:通过呼吸导引,强化人体内部的组织功能,充分诱发和调动脏腑的能力来抵抗疾病的侵袭,从而防止过早衰老。

(三) 六字诀的养生作用

在隋代《修习止观坐禅法要》中提到六字诀:"但观心想,用六种气治病者,即是观能治病。何谓六种气,一吹、二呼、三嘻、四呵、五嘘、六呬。此六种息皆于唇口中,想心方便,转侧而坐,绵微而用。颂曰:心配属呵肾属吹,脾呼肺呬圣皆知,肝脏热来嘘字治,三焦壅处但言嘻。"

传至唐代名医孙思邈,按五行相生之顺序,配合四时之季节,编写了卫生歌,歌云:"春嘘明目夏呵心,秋呬冬吹肺肾宁。四季常呼脾化食,三焦嘻出热难停。发宜常梳气宜敛,齿宜数叩津宜咽。子欲不死修昆仑,双手摩擦常在面。"

明代《正统道藏洞神部》中说:"呬字,呬主肺,肺连五脏,受风即鼻塞,有疾作呬吐纳治之。呵字,呵主心,心连舌,心热舌干,有疾作呵吐纳治之。呼字,呼主脾,脾连唇,脾火热即唇焦,有疾作呼吐纳治之。嘘字,嘘主肝,肝连目,论云肝火盛则目赤,有疾作嘘吐纳治之。嘻字,嘻主三焦,有疾作嘻吐纳治之。"

现代科研测试表明,练功后受试人群的总体生存质量有明显提高,生理状态有改善趋势,人际关系和家庭关系日益和谐。另外,对练功人群中疾病康复情况的调查结果表明,六字诀对缓解中老年人某些慢性病有一定效果。

（四）六字诀的具体内容

1. 技术要领

（1）预备式：自然站立，全身放松，两脚分开一步，与肩同宽，头正颈直，百会朝天，内视小腹，轻合嘴唇而舌抵上腭，沉肩坠肘，两臂自然下垂，两腋虚空肘微屈，含胸拔背，松腰塌胯，两膝微屈，全身放松，呼吸自然平稳，目视前下方。每变换一个字都从预备式起。每次练功时预备式可以多站一会儿，体会松静自然、气血和顺之功效。屈肘，两掌十指相对，掌心向上，缓缓上托至与胸平。两掌内翻，掌心向下，缓缓下按至腹前；微屈膝下蹲，身体重心稍向后靠，同时两掌内旋，缓缓向前伸至两臂呈圆，两掌外旋，掌心向内。起身，两掌缓缓收拢至脐前，虎口交叉相握，静养片刻，自然呼吸，目视前下方。

（2）第一式："嘘"字诀发音与口型。"嘘"字音"xu"（读需，音平），属牙音。发音吐气时，嘴角后引，槽牙上下平对，中留缝隙，槽牙与舌边亦有空隙。发声吐气时，气从槽牙间、舌两边的空隙呼出体外。动作操作：两手松开，掌心向上，小指轻贴于腰际，向后收到腰间。两脚不动，身体向左转90°；同时右掌从腰间向身体左侧伸出，与肩同高，并配合口吐"嘘"字音；眼睛随之慢慢睁圆，目视右掌伸出方向。右掌沿原路慢慢收回腰间，同时身体随之转回正前方，目视前下方。然后身体向右转动，伸左掌，呼"嘘"字音，动作及要领与前相同，但方向相反。如此左右交替练习，共做6次（图3-87）。

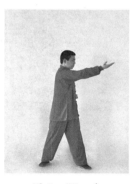

图3-87 嘘

（3）第二式："呵"字诀发音与口型。"呵"字音"he"（读喝，音平），属舌音。发声吐气时，舌体上拱，舌边轻贴上槽牙，气从舌与上腭之间缓缓吐出体外。动作操作：两掌微微上提，指尖朝向斜下方，

沪上中医名家养生保健指南丛书

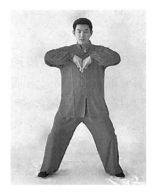

图 3-88　呵

屈膝下蹲;同时,两掌缓缓向前下约 45°方向插出。屈肘收臂,两掌小指侧相靠,掌心向上呈捧掌,约与脐平,目视两掌心,两膝缓缓伸直;同时屈肘,两掌捧至胸前,转成掌心向内,两中指约与下颏同高,两肘外展,与肩同高。两掌内翻,掌指朝下,掌背相靠,缓缓下插,同时口吐"呵"字音。两掌下插,与脐平时,微屈膝下蹲,两掌内旋,掌心向外,缓缓向前伸出至两臂呈圆。第二遍,两掌外旋呈捧掌,然后重复前面的动作,反复 6 遍(图 3-88)。

(4) 第三式:"呼"字诀发音与口型。"呼"字音"hu"(读乎,音平),属喉音。发声吐气时,舌两侧上卷,口唇撮圆,气从喉出后,在口腔形成一股中间气流,经撮圆的口唇呼出体外。动作操作:当上势最后一次两掌向前伸出后,外旋,转掌心向内对准肚脐,两膝缓缓伸直;同时两掌缓缓合拢,至肚脐前约 10 厘米。微屈膝下蹲,口吐"呼"字音,同时两掌向外撑,至两臂呈圆形;然后再合拢,外撑。如此反复练习 6 遍(图 3-89)。

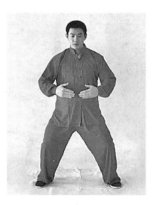

A

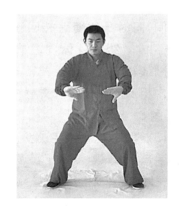

B

图 3-89　呼

（5）第四式："呬"字诀发音与口型。"呬"字音"四"（俗读四，正音为息，入声为息，入声"谢"，练功时读"谢"），属齿音。发声吐气时，上下门牙对齐，留有狭缝，舌尖轻抵下齿，气从门牙齿间呼出体外。动作操作：两膝缓缓伸直；同时，两掌自然下落，掌心向上，十指相对，两掌缓缓向上托至与胸平。两肘下落，夹肋，两手顺势立掌于肩前，掌心相对，指尖向上，两肩胛骨向脊柱靠拢，展肩扩胸，仰头缩项，目视斜上方。微屈膝下蹲，口吐"呬"字音，同时，松肩伸项，两掌缓缓向前平推，逐渐转成掌心向前亮掌，目视前方。两掌外旋腕，转成掌心向内，两膝缓缓伸直，同时屈肘，两掌缓缓收拢至胸前约 10 厘米。然后再落肘，夹肋，立掌，展肩扩胸，仰头缩项，推掌，吐"呬"。重复 6 遍（图3-90）。

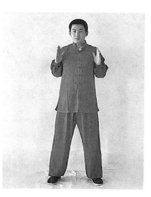

图 3-90 呬

（6）第五式："吹"字诀发音与口型。"吹"字音"chui"（读炊，音平），属唇音。发声吐气时，舌体、嘴角后引，槽牙相对，两唇向两侧拉开收紧，气从喉出后，从舌两边绕舌下，经唇间缓缓呼出体外。动作操作：两掌前推，然后松腕伸掌，变成掌心向下，两臂向左右分开，经侧平举向后划弧形，再下落至两掌心轻贴腰。两膝下蹲，同时口吐"吹"字，两掌下滑，前摆，屈肘提臂，环抱于腹前，掌心向内，约与脐平。两膝缓缓伸直，同时两掌缓缓收回至腹部，指尖斜向下，虎口相对。两掌沿带脉向后摸运至后腰部，然后再下滑，前摆，吐"吹"字。反复 6 遍（图3-91）。

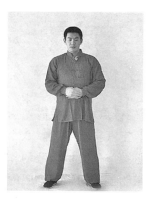

图 3-91 吹

（7）第六式："嘻"字诀发音与口

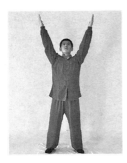

图 3-92 嘻

型：“嘻”字音“xi”（读希，音平），为牙音。

发声吐气时，舌尖轻抵下齿，嘴角略从后引并上翘，槽牙上下轻轻咬合，呼气时使气从槽牙边的空隙中经过呼出体外。动作操作：两掌自然下落于体前，内旋，掌背相对，掌心向外，指尖向下，目视两掌。两膝缓缓伸直，同时提肘带手，经体前上提至胸，两手继续上提至面前，分掌，外开，上举，两臂呈弧形，掌心斜向上，目视前上方。曲肘，两手经面前收至胸前，两手与肩同高，指尖相对，掌心向下，目视前下方。屈膝下蹲，同时口吐“嘻”字，两掌缓缓下按至肚脐前。两掌继续向下，向左右外分至左右胯旁约 15 厘米处，掌心向外，指尖向下。两掌收至体前，掌背相对，掌心向外，指尖向下，目视两掌。然后再上提，下按，吐“嘻”字。如此反复练习 6 遍（图 3-92）。

（8）收势：动作操作：两手外旋，转掌心向内，缓缓收回，虎口交叉相握，轻抚肚脐，两腿缓缓伸直，目视前下方，静养片刻。两掌以肚脐为中心揉腹，顺时针 6 圈，逆时针 6 圈，两掌松开，两臂自然垂于体侧，目视前下方（图 3-93）。

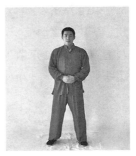

图 3-93 收势

（五）功法注意事项

1. 呼吸要求 采用顺腹式呼吸。呼气时读字，同时提肛、收小腹、缩肾（环跳穴处肌肉收缩），体重后移至脚跟，脚趾轻微点地；吸气时两唇轻合，舌抵上腭，全身放松，腹部自然隆起，空气自然吸入。六个字都可参照此法呼吸。这种呼吸对人体脏腑产生类似按摩的作用，有利于促进全身气血的运行，功效非常明显。初学者呼吸时要注意微微用意，做到吐惟细细，纳惟绵绵，有意无意，绵绵若存,不能用力,绝不可故意用力使腹部鼓胀或收缩。呼吸要求"匀、细、柔、长"。每个字读 6 遍后,调息 1 次,稍事休息,恢复自然。

2. 意念要求

(1) 精神内守、思想集中。注意力集中在与动作、呼吸、吐音的配合上,不可过分强调意念的活动,应该保持协调自然。若意念过重,反而达不到松静自然的要求。

(2) 嘘字功平肝气,意念领肝经之气,由足大趾内侧之大墩穴起,沿足背上行,过太冲、中都至膝内侧,再沿大腿内侧上绕阴器达小腹,挟胃脉两旁,属肝,络胆,上行穿过横膈,散布于胸胁间,沿喉咙后面,经过上颌骨的上窍,联系于眼球与脑相联络的络脉,复向上行,出额部,与督脉会于泥丸宫;另一支脉从肝脏穿过横膈膜而上注于肺,经中府、云门,沿手臂内侧之前缘达大拇指内侧的少商穴。

(3) 呵字功平心气,以意领气,由脾经之井穴隐白上升,循大腿内侧前缘进入腹里,通过脾胃,穿过横膈膜注入心中,上挟咽,联舌本入目,上通于脑。其直行之脉从心系上行至肺部,横出腋下,入心经之首极泉,沿着手臂内侧后缘上行,经少海、神门、少府等穴直达小指尖端之少冲穴。

(4) 呼字功平脾气,当念呼字时,足大趾稍用力,则经气由足趾内侧之隐白穴起,沿大趾赤白肉际上行,过大都、太白、公孙、内踝上 3 寸胫骨内侧后缘入三阴交,再上行过膝,由大腿内侧经血海,上至冲门、府舍,入腹内,属脾脏,络胃腹,挟行咽部,联于舌根,散于舌下,注于心经之脉,随手势高举之行而直达小指尖端之少冲穴。

(5) 呬字功平肺气,引肝经之气由足大趾内侧之大墩穴上升,沿腿的内侧上行入肝,由肝的支脉分出流注于肺,从肺系横行出来,经中府、云门,循臂内侧前缘入尺泽,下寸口,经太渊走入鱼际,出拇指尖端之少商穴。

沪上中医名家养生保健指南丛书

(6) 吹字功平肾气,当念吹字时足跟用力,肾经之经气从足心涌泉上升,经足掌内侧,沿内踝骨向后延伸,过三阴交,经小腿内侧出腘窝,再沿大腿内侧股部内后缘通向长强脊柱,入肾脏,下络膀胱。上行之支脉入肝脏,穿横膈膜进入肺中,沿喉咙入舌根部;另一支脉从肺出来入心脏,流注胸中与心包经相接,经天池、曲泽、大陵、劳宫到中指尖之中冲穴。

(7) 嘻字功平三焦,以意领气,出足窍阴,至阴上踝入膀胱经,由小腹处上行,联络下、中、上三焦至胸中,转注心包经,由天池、天泉至曲泽、大陵至劳宫穴,别入三焦经。吸气时即由手第四指端关冲穴起,沿手臂上升贯肘至肩,走肩井之后,前入缺盆,注胸中,联络三焦。上行分支穿耳部至耳前,出额角下行至面颊,流注胆经,由风池、日月、环跳下至足窍阴穴。

3. 技术要领

(1) 动作要舒展大方、缓慢柔和、圆转如意,好似行云流水,婉转连绵,体现功法独特的宁静与柔和之美。

(2) 功法要求所有动作特别是肘关节和膝关节要尽量放松,尤其不能影响呼吸吐纳和吐气发声匀、细、柔、长的基本要求。

(3) 宜用校正读音的方法来达到初步规范口型的目的,然后用规范的口型来控制体内气息的出入。

(4) 初学者宜出声练习,且先大声,后小声;熟练后,则逐渐转为轻声练习。练习日久,功法纯熟之后,可以转为吐气不发声的"无声"练习方法。

(5) 循序渐进,持之以恒。练功时宜选择空气清新、环境幽静的地方,最好穿运动服或比较宽松的服装,以利于动作的完成与身体气血的流通。同时,要始终保持全身放松、心情舒畅、思想安静,以专心练功。

4. 习练功用 六字诀对应脏腑,通过呼吸导引,协调脏腑功能。

（1）锻炼嘘字功,可以治疗肝火旺、肝虚、肝大、食欲不振、消化不良、眼疾、头晕目眩等。

（2）锻炼呵字功,可用于心悸、心绞痛、失眠、健忘、出汗过多、舌体糜烂、舌强语塞等治疗。

（3）锻炼呼字功,可用于脾虚、腹泻、腹胀、皮肤水肿、肌肉萎缩、脾胃不和、消化不良、食欲不振、便血、女子月经病、四肢乏力等治疗。

（4）锻炼呬字功,可用于外感伤风、发热咳嗽、痰涎上涌、背痛怕冷、呼吸急促、气短、尿频而量少等治疗。

（5）锻炼吹字功,可用于腰腿无力或冷痛、目涩健忘、潮热健忘、头晕耳鸣、男子遗精或阳痿早泄、女子梦交或子宫虚寒、牙动摇、发脱落等疗效。

（6）锻炼嘻字功,适用于三焦不畅而引起的耳鸣、眩晕、喉痛、咽肿、胸腹胀闷、小便不利等治疗。

四、延年九转法(卧位)

(一) 延年九转法的源流

延年九转法,又名九转延年法、仙人揉腹,由清代方开记录。方开,清代安徽新安(敏县)人,是康雍年间著名养生家,他创编的"延年九转法"对保养身心、消除疾病有奇效。据雍正年间长门人颜伟记载:颜伟身体瘦弱,请方开治病,亲见方老年近百岁,声若洪钟,身高七尺,奄颜鹤发,力大无穷,行走如飞。方开向他传授了"延年九转法"。颜伟坚持练功常年不间断,身体也一天天好起来。亲友们见此功有奇效,于是"延年九转法"在民间广为流传。

此法以转摩腹脘为特色,共计九法,每法均有图与图解。最后"全图说"指出:"摩腹之法,以动化静,以静运动,合乎阴阳,顺乎五行,发其生机,神其变化。故能通和上下,分理阴阳,去旧生新,充实五脏,驱外感之诸邪,清内生之百证,补不足,泻有余,消

沪上中医名家养生保健指南丛书

食之道,妙应无穷,何须借药烧丹,自有却病延年实效耳。"

(二)延年九转法的功法特点

本法有理气宽中、和胃降逆、健脾润肠的作用,简便易学,动作柔缓。锻炼时不受时间、场地等限制,也无任何偏差之弊,最适宜中老年人。

(三)延年九转法的养生作用

最适宜的是一些消化系统疾病,诸如胃下垂、胃炎、胃神经功能紊乱、习惯性便秘、慢性结肠炎以及肺结核、高血压病、神经衰弱、慢性肝炎等。常练此功,还有助于治疗遗尿、尿潴留、遗精、阳痿、早泄等,对于女子痛经、月经不调亦有一定的辅助治疗作用。

(四)延年九转法的具体内容

延年九转法是以自我按摩为主的组合动功。本法载于清初方开手辑的《颐身集》中。

1. 第一式　两手缓缓上提,在胸前两手中三指(食指、中指、无名指)对接并按在心窝部位(即胸骨下缘下柔软的部位,俗称心口窝的部位),由左→上→右→下按顺时针方向做圆周运动,按摩21次(图3-94)。

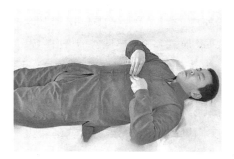

图 3-94　第一式

2. 第二式　以两手中三指由心窝顺摩而下,且摩且走,即一边顺时针转动按摩一边往下移,移至脐下耻骨联合处(即小腹下部毛际处)(图3-95)。

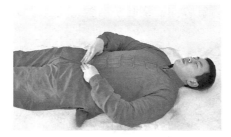

图 3 - 95　第二式

　　3. 第三式　以两手中三指由耻骨处向两边分开,一边按摩一边向上走,两手按摩回到心窝处,两手交接而止(图 3 - 96)。

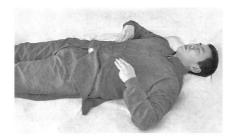

图 3 - 96　第三式

　　4. 第四式　以两手中三指由心窝由下,直推至耻骨,共 21次(图 3 - 97)。

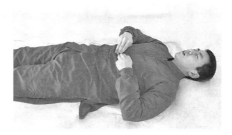

图 3 - 97　第四式

　　5. 第五式　以右手由左绕摩脐腹 21 次。以右手由左→上

沪上中医名家养生保健指南丛书

→右→下按顺时针方向围绕肚脐摩腹21次(图3-98)。

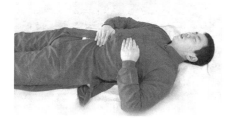

图3-98　第五式

6. **第六式**　以左手由右绕摩脐腹21次。以左手由右→上→左→下按逆时针方向围绕肚脐摩腹21次(图3-99)。

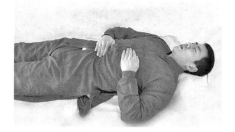

图3-99　第六式

7. **第七式**　左手置左边软肋下腰肾处,大指向前,四指托后,轻轻捏定;右手中三指自左乳下直推至腹股沟21次(图3-100)。

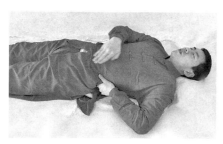

图3-100　第七式

8. 第八式 右手置右边软肋下腰肾处,大指向前,四指托后,轻轻捏定;左手中三指自右乳下直推至腹股沟 21 次(图 3 - 101)。

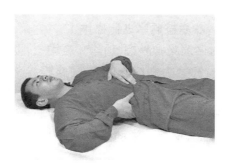

图 3 - 101 第八式

9. 第九式 推毕盘坐,以两手握固分按两膝上,两足十趾亦稍勾曲。将胸自左转前,由右归后,摇转 21次。毕,又照前自右向左摇转 21 次。如摇身向左,即将胸肩摇出左膝,向前即摇伏膝上,向右即摇出右膝,向前即弓腰后撤,总以摇转满足为妙。不可摇之过急,休使着力(图 3 - 102)。

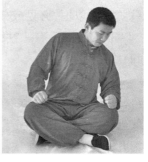

图 3 - 102 第九式

凡摩腹时,须凝神静虑于矮枕,平席正身,仰卧齐足。手指轻摩缓动,将一至八式依次做完为 1 度,每次应连做 7 度。做毕,遂起坐,按第九式摇转,左右各 21 次。

清晨睡醒时做谓之早课,中午做谓之午课,晚来临睡前做为晚课,日三课为常,倘遇有事,早晚间课必不可少。初做时,一课 3 度;3 日后,一课 5 度;再 3 日后,一课 7 度。无论冗忙,不可间断。

（五）延年九转法的注意事项

（1）练功前一般要求解开衣裤，以直接揉摩为效。姿势第一至第八势，以正身仰卧为主，或自然站式。

（2）预备姿势，首先应全身放松，集中思想，调匀呼吸，舌抵上腭，意守丹田，然后按顺序进行操作。

（3）揉腹时必须凝神静虑，动作和缓均匀，摇转身时不可过快过急，切忌屏气着力。练功后应自感轻松舒适、无疲劳感为度。

（4）练功期间，常会出现腹内作响（肠鸣音）、嗳气、腹中温热或易饥饿等现象，这属正常的练功效应，可顺其自然，无须作任何处理。

（5）依次做完一至八势为 1 度，每次可做 2～3 度，最后以第九式摇身收势。初练功者早晚各做 1 次，3 个月改每日 1 次，只要持之以恒，必见成效。

（6）腹内患有恶性肿瘤、内脏出血，腹壁感染及妇女妊娠期间，均不宜练此功。

（7）注意，按摩心窝部至推按右侧胸腹八式可采取任何姿势，只求心静体适，依次做完后，进行第九式的摇转锻炼时，务必取坐势，在盘坐中进行。可先做第一至第八式 3～7 遍，然后按第九式盘坐摇转 21 次；也可第一至第九式连续做 3～7 遍。摩动、推按及摇转，21 次是一个虚数，不一定准确，锻炼时意在放松，不在数数。盘坐摇转时以腰为轴做转动，头及上身尽量保持不动。初练者盘坐摇转，不要求做顺、逆方向转动，摇转次数可从三五次逐渐增加。

五、老子按摩法（卧位）

（一）老子按摩法的源流

关于老子按摩法，历代典籍对其都有记载，如东晋《太清道林摄生论》、唐代《千金要方》、宋代《圣济总录》、元代《世医得效方》、明代《遵生八笺》《普济方》等,这说明它很早出现且备受重视,尤其是医学著作多次转载。由此看出,它在医学史上具有很高的地位。

(二)老子按摩法的功法特点

老子按摩法属于肢体活动类方法,其特点是动作幅度大、次数多;意识活动受动作的引导,思维控制难度小;用力缓慢,多用拉伸性的、反向性的内力;强调运动效果的积累。

老子按摩法每一式都融合了经脉的气血运行,其动作方法能够提高脏腑功能,疏通全身经络。通过刺激相应经穴,牵拉肢体、按推脏腑、拧转身体,以达到按摩全身,促使机体内部功能活动,有利于全身气血运行,使身体达到"和合"的健康状态。

(三)老子按摩法的养生作用

从整体上来讲,老子按摩法是按照经脉的循行路线,以意领气,灌输意念于肢体,引动气血,整套动作通过头颈、肩、腰、躯干、四肢及手足末梢的肢体活动配合经脉气血运行,刺激内脏,调经活络,疏通气血,活动全身各个关节,从而使机体内部达到平衡的状态。《素问·调经论》说:"五藏之道,皆出于经隧,以行血气,血气不和,百病乃变化而生。"气血是人体生命活动的动力和源泉,是中焦水谷精气所化,通过经络输送到全身,从而营养脏腑组织器官。老子按摩法首先通过躯干、肩、腰、头等部位的扭转,刺激内脏,活跃各脏腑功能,同时刺激颈肩腰背部的相应经脉,拉伸各部位肌肉,强腰固肾,调节全身气血运行,对各种关节不适进行预防和调治,从而达到强健身体的目的。通过上肢不同方向的活动,刺激内脏及手阴阳经脉,促进脏腑气血及各经络协调工作。中医学认为,肝主疏泄而藏血,脾主运化而统血,肝胆相表里。通过腿部前后左右方向的活动,刺激肝脾经脉,活跃各脏器功能。通过活动手腕、脚腕等末梢关节,刺激手足阴阳经脉开合转化,促进末梢血液循环。《灵枢》:"五脏有疾,当取之十二原。"原穴很重要,十二经络的原穴大部分分布在腕和踝附

沪上中医名家养生保健指南丛书

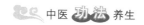

近,加强顶腕和坐腕,就可以起到刺激原穴、畅通经络、保健身心的目的。最后通过全身运动,上下肢协调配合的动作,主要刺激任督二脉及胃经、肾经、膀胱经,促进全身气血运行。锻炼者在进行整套功法锻炼时,如果能做到缓慢用力拉伸肢体,并尝试用经络的观点去理解动作,将会产生更佳的健身效果。

(四)老子按摩法的具体内容

1. 孙思邈《千金要方》论老子按摩法 其文曰:两手捺膁,左右捩身二七遍;两手捺膁,左右扭肩二七遍;两手抱头,左右扭腰二七遍;左右挑头二七遍;一手抱头,一手托膝三折,左右同;两手托头,三举之;一手托头,一手托膝,从下向上三遍,左右同;两手攀头向下,三顿足;两手相捉头上过,左右三遍;两手相叉,托心前推却挽三遍;两手相叉,著心三遍;曲腕筑肋挽肘,左右亦三遍;左右挽,前后拔,各三遍;舒手挽项,左右三遍;反手著膝,手挽肘,覆手著膝上,左右亦三遍;手摸肩,从上至下使遍,左右同;两手空拳筑三遍;外振手三遍,内振三遍,覆手振亦三遍;两手相叉反复搅,各七遍;摩扭指三遍;两手反摇三遍;两手反叉,上下扭肘无数,单用十呼;两手上耸三遍;两手下顿三遍;两手相叉头上过,左右申肋十遍;两手拳反背上,掘脊上下亦三遍(掘,揩之也);两手反捉,上下直脊三遍;覆掌搦腕,内外振三遍;覆掌前耸三遍;覆掌两手相叉,交横三遍;覆手横直,即耸三遍;若有手患冷,从上打至下,得热便休;舒左脚,右手承之,左手捺脚,耸上至下,直脚三遍,右手捺脚亦尔;前后捩足三遍;左捩足,右捩足,各三遍;前后却捩足三遍;直脚三遍;扭膁三遍;内外振脚三遍,若有脚患冷者,打热便休;扭膁以意多少,顿脚三遍;却直脚三遍;虎据,左右扭肩三遍;推天托地,左右三遍;左右排山、负山、拔木各三遍;舒手直前,顿申手三遍;舒两手、两膝,亦各三遍;舒脚直反,顿申手三遍;捩内脊、外脊各三遍。

2. 老子按摩法具体内容

(1)两手按住大腿,上体向左右扭动 14 次(图 3 - 103)。

（2）两手按住大腿，向左右扭肩 14 次（图 3－104）。

（3）两手抱住头项，向左右扭腰 14 次（图 3－105）。

（4）向左右摇头 14 次（图 3－106）。

（5）一手抱头，一手托膝弯成三折状，左右相同（图 3－107）。

（6）两手托头向上 3 次（图 3－108）。

（7）一手托住头项，一手托住膝外侧，并由下向上扳 3 次，左右相同（图 3－109）。

（8）两手扳头向下俯 3 次，然后顿足（图 3－110）。

（9）两手相捉，一手引另一手从头上过，左右各 3 次（图 3－111）。

（10）两手相叉，掌心向胸，收回，然后反转掌心向前推出，如此推出挽回各 3 次。接着，掌心向胸，连收回 3 次（图 3－112）。

（11）右手曲腕，捶肋，左手挽引右肘，两手交换动作，各做 3 次（图 3－113）。

（12）两手先由左右两侧往中间挽引，然后由前后往身体拔牵，各做 3 次（图 3－114）。

（13）伸开手指，挽引头项（颈部），向左右侧各 3 遍（图 3－115）。

（14）翻转左手，掌心按右膝上；右手挽引左肘，然后按在左手上，两手相叠。左右交换动作，各做 3 次（图 3－116）。

（15）左手向上而下按摸右肩，左右相同（图 3－117）。

（16）两手握虚拳，向前捶击出 3 次（图 3－118）。

（17）两手掌心向外振动 3 次，向内振动 3 次，向下振动亦 3 次（图 3－119）。

（18）两手相叉，来回搅动腕关节，左右各 7 次（图 3－120）。

（19）摩擦、扭动十指 3 次（图 3－121）。

沪上中医名家养生保健指南丛书

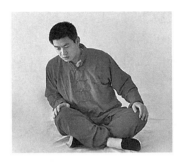

图 3 - 103

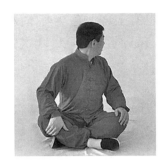

图 3 - 104

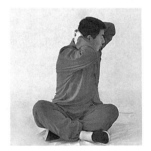

图 3 - 105

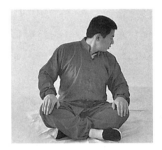

图 3 - 106

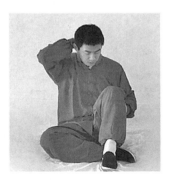

图 3 - 107

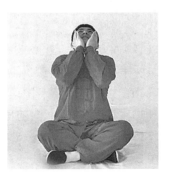

图 3 - 108

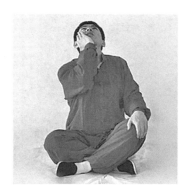

图 3 - 109

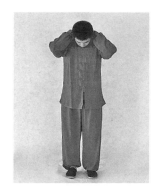

图 3 - 110

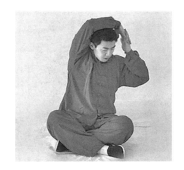

图 3 - 111

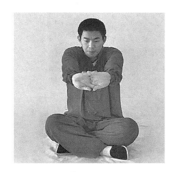

图 3 - 112

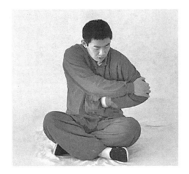

图 3 - 113

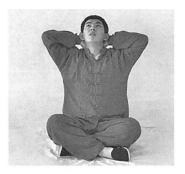

图 3 - 114

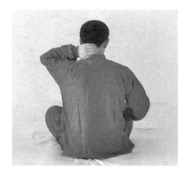

图 3－115

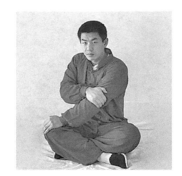

图 3－116

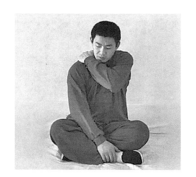

图 3－117

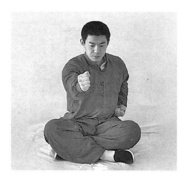

图 3－118

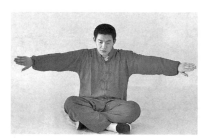

图 3－119

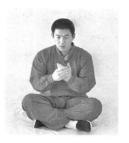

图 3 - 120　　　　　　　　图 3 - 121

六、 天竺国按摩法(立坐位)

(一)天竺国按摩法的源流

　　天竺国按摩法,又称婆罗门法,系古印度的一种自我按摩养生方法,唐代时传入我国。孙思邈《千金要方·养性》中收录此法。孙氏指出:"但是老人日别能依此三遍者,一月后百病除,行及奔马,补益延年,能食,眼明轻健,不复疲乏。"天竺国按摩法是一套 18 式保健动功,较早见于唐代孙思邈的《备急千金要方》,名为"天竺国按摩",后宋代《云笈七签》《圣济总录》和明代《遵生八笺》等均有收录,但名称与基本内容略有出入。《云笈七签》名为"按摩法";《圣济总录》和《遵生八笺》仍名"天竺国按摩法"。"天竺"是古印度名,此法是否源于印度,尚无确据,观其内容,各式操练动作与中国古代道家导引法似同出一源,并无明显异国色彩,冠以"天竺",恐系托名,但通过此法导引,确有理气活血、疏通经络、祛病强身之效。

(二)天竺国按摩法的功法特点

　　天竺国按摩法属于肢体活动类方法,动作柔缓,简便易学,每一式都融合了经脉的气血运行,通过牵拉肢体、扭转身体,按摩全身及至调整脏腑,促使机体内外都处于活动中,而使身体达到"阴阳和合"的平衡状态。本法锻炼时不受时间、场地等限制,这是其一大特点。

（三）天竺国按摩法的养生作用

适用于中老年人养生保健或多种慢性病患者的自我调摄，尤适用于软组织劳损和肢体关节病变的治疗，如颈椎病、肩周炎、腰肌劳损、风湿关节炎、类风湿关节炎、坐骨神经痛、脊椎增生、椎间盘突出症等。

全身性疾病，以全套操练为宜；局部病变，则可有针对性地选练几式。如：颈项疾病，可选练第十、十四式；胸胁疾病，可选练第二、六、九、十式；肩臂疾病，可选炼第一、五、六、七、十二式；腰腿疾病，可选练第三、四、九、十五、十六、十七、十八式等。

（四）天竺国按摩法的具体内容

1. 具体操习方法

（1）站或坐式，两手交替互握，并摩擦扭捏，如洗手状。本式主要活动上肢，尤以腕、指关式为主（图3－122）。

（2）两手十指交叉，按向胸部，然后翻掌向前，再覆掌向胸，反复进行。本式主要活动上肢和肩、胸部（图3－123）。

（3）站式，两手相握，按向一侧小腿，左右交替进行。本式主要拉伸腰背和腿后侧（图3－124）。

（4）坐式，两手重叠，按于一侧腿上，身体慢慢向另一侧扭转，左右交替进行。本式主要转动腰背（图3－125）。

（5）两手如拉硬弓状，左右交替。本式主要运动上肢，强壮肩背及胸部（图3－126）。

（6）两手握拳，左右交替向前击出。本式意同上式，但运动肌群不同（图3－127）。

（7）单手如托石上举，左右交替。本式意同第五、六式，但运动肌群不同（图3－128）。

（9）坐式，上身如排山般向左右两侧后方交替倾斜。本式主要拉伸腰胁（图3－130）。

（10）坐式，两手抱头，俯身贴近腿上，然后使头身向左右交替扭转，以抽引两胁（图3－131）。

（8）两手握拳，左右手同时向后摆动，以拉开胸部（图3-129）。

（11）站立，两手按地，俯身弯背（同时曲肘），然后使身躯向上挺举（同时伸肘）。本式主要活动肩背，强壮腰脊（图3-132）。

（12）两手左右轮流反捶背上。本式可活动上肢各关节，强壮背脊（图3-133）。

（13）坐式，两脚交替前伸（图3-134）。

（14）站立，两手着地，转头向左右两侧交替怒目后视，称之为"虎视法"。本式主要活动颈项，并可增进视力（图3-135）。

（15）站立，身躯后仰再挺直为1次，连做3次（图3-136）。

（16）两手紧紧交叉，同时以一脚踏手中，然后放开手脚；再叉手，以另一脚踏手中，两脚交替进行（图3-137）。

（17）起立，两脚轮流向前后空踏步（图3-138）。

（18）坐式，伸两脚，一手钩住对侧脚置另一腿膝上，以另一手按压同侧腿膝。本式主要活动四肢（图3-139）。

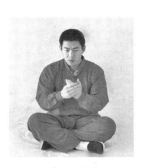

图3-122

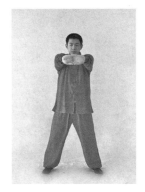

图3-123

沪上中医名家养生保健指南丛书

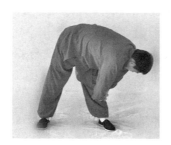

图 3 - 124

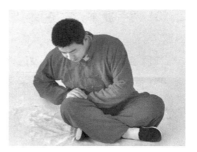

图 3 - 125

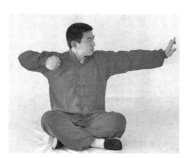

图 3 - 126

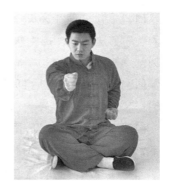

图 3 - 127

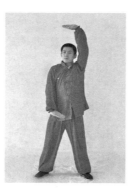

图 3 - 128

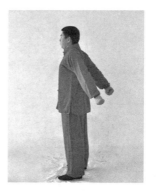

图 3 - 129

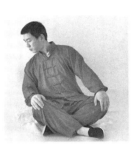

图 3 - 130

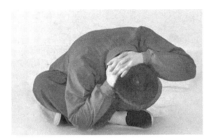

图 3 - 131

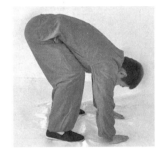

A

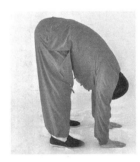

B

图 3 - 132

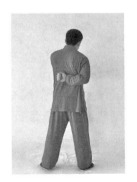

图 3 - 133

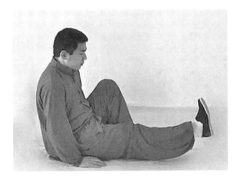

图 3 - 134

沪上中医名家养生保健指南丛书

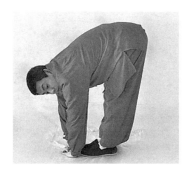

图 3-135

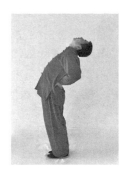

图 3-136

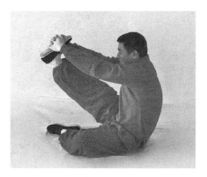

图 3-137

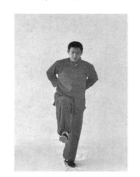

图 3-138

2. 注意事项

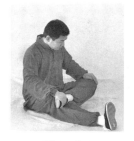

图 3-139

（1）操习时，动作幅度应由小渐大，每式操练次数除注明外，一般由少渐多。整个操练过程应量力而行，不可用力过猛。高血压、心脏病或肝硬化等患者尤宜谨慎。

（2）此功主要适用于慢性病患者或无病者的养生保健。急性和慢性病急性发作期不宜操习。

（3）此功不宜于空腹或饱食后即练，至少在食后半小时方可进行。

沪上中医名家养生保健指南丛书

七、保健功

（一）保健功的源流

保健功是现代功法,系根据床上八段锦、十二段锦等传统导引法整理改编而成。床上八段锦原见于明代《活人心法》中,名为"八段锦导引法",后在《修龄要旨》中称之为"八段锦法",但实际内容与一般所称的"八段锦"有很大的不同。由于其全部动作进行时均取坐式,所以又有"坐式八段锦"之称。在清代徐文弼《寿世传真》中将此法易名为"十二段锦",并对每节动作予以说明。咸丰年间,《卫生要术》中据徐氏本收录,并略加增删。光绪年间,王祖源改《卫生要术》为《内功图说》。"十二段锦"又称"文八段锦",清代被河南嵩山少林寺僧作为主要练功内容之一。十二段锦是由十二节动作组合而成的健身运动方法,其功法虽然简单,但健身益寿、抗老防衰之功效显著,此后逐渐被练功者采用,作为内功锻炼功法之一。保健功就是在前者传统导引功法的基础上,由全身自上而下的自我按摩及运动的十六节功法组成,包括静坐、鼻功、目功、擦面、耳功、口功、项功、揉肩、夹脊、搓腰、织布式、和带脉、搓尾闾、擦丹田、揉膝和擦涌泉十六节功法。

（二）保健功的功法特点

唐代《地经疏义》说:"凡人自摩自捏,伸缩手足,除劳去烦,名为导引。"保健功就是这种"自摩自捏"的导引法。保健功吸收了中国传统文化的精华,将医疗、运动、养生有机地结合起来,以提高生命质量、完善生命状态为基本目标,提倡通过自我的运动锻炼,来达到身心和谐统一。

保健功就是在前者传统导引功法的基础上,由全身自上而下的自我按摩及运动的十六节功法组成,动静结合。其中静功锻炼内容包括入静、冥想等,动功锻炼内容包括自我按摩及运动。练习时呼吸、导引、意念相互配合,动作柔和、自然、顺畅,形

沪上中医名家养生保健指南丛书

神兼备。全套动作简单明了,易学易练。其动作缓和柔韧,男女老少皆宜,可以满足不同年龄人的锻炼需求。

保健功每节可以单练,像目功、耳功每节做 18 次,擦丹田、揉膝各 100 次,每节做的次数不同。也可以全套完整地做下来,时间不少于 30 分钟。第一节的静坐,自然放松,排除杂念,可为其他功法练习打基础。

(三)保健功的养生作用

保健功的养生思想,系统反映了中国传统养生道法自然、内外兼修的锻炼原则。尤其是对于放松身心有良好作用,其作用如明代养生家高濂《遵生八笺》所说:"……导引按摩之术,可以行血气,利关节,辟邪外干,使恶气不得入吾身中耳传曰:'户枢不蠹,流水不腐',人之形体亦犹如是,故延年却病,以按摩导引为先。"长期坚持锻炼可有效地增进身体健康,既有保健作用,又可防治疾病,达到防病强身的作用。它通过主动的肢体运动,达到疏通气血、强筋健骨、祛除劳烦、祛病延年的目的,尤其适合中老年人练习。

(四)保健功的具体内容

1. 静坐 见图 3-140。

(1)调身:①两腿盘膝,自然交叉。②轻闭双目,口轻轻闭合,舌轻抵上腭。③含胸拔背,下颌内收,松腰松胯。④臀部略垫高 1~2 寸(相当于枕头的高度)。⑤两手四指轻握大拇指,置于两侧大腿上。

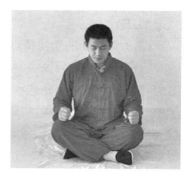

图 3-140 静坐

(2)调息:①自然呼吸或顺腹式呼吸。使开始的粗呼吸逐步过渡到平稳、缓慢、细长、均匀呼吸状态。②用鼻呼吸50 息。

（3）调心：①排除杂念、身心松适。②意守丹田，似守非守。

（4）操作提示：坐姿可以根据练功场地及习练者的身体情况进行选择。静坐时间也可灵活掌握，100次呼吸均可。意守丹田一定要"轻"，做到"似守非守"，不可刻意。

（5）功理作用：早晚常规目功、擦面，具有安神定志、培育元气的作用。可用于心血不足引起的失眠、多梦、健忘、神志不宁等症；亦可用于肾精亏损导致的骨骼痿软、腰膝酸痛、耳鸣耳聋、健忘恍惚、两足痿软、发脱齿松、性功能低下等症。神经衰弱、更年期综合征、高血压、胃肠功能紊乱、男女生殖系统疾病，凡见上述症状者可参照使用。

2. 鼻功（擦鼻） 见图3-141。

（1）调身：①两腿盘膝，自然交叉，端坐。②口轻轻闭合，舌轻抵上腭。③含胸拔背，下颌内收，松腰松胯。④两手大拇指指背先擦热，拇指微屈，用两手拇指第二节指背轻轻自鼻唇沟向上推擦到前额，再由前额下擦到鼻唇沟。一上一下为1次，摩擦鼻翼两侧各18次。

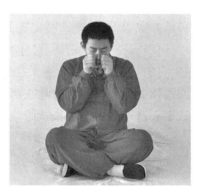

图3-141 擦鼻

（2）调息：①向上推擦为吸气。②向下拉擦为呼气。

（3）调心：①向上推擦想象清气从口角（迎香穴）上升到前额发际处（上星穴）。②向下拉擦感觉面部放松，浊气由前额下降到口角处（迎香穴）排出。

（4）操作提示：做推擦时，动作宜缓慢，配合柔和的自然呼吸，注视双手大拇指的指背，吸气末拇指在前额处稍作停留，呼气末拇指在口角处稍作停留。

沪上中医名家养生保健指南丛书

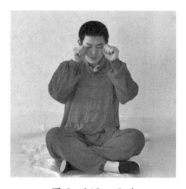

图 3－142　目功

3. 目功　见图 3－142。

（1）调身：①两腿盘膝，自然交叉，端坐。②口轻轻闭合，面部放松，轻闭两目。③微屈拇指，以两侧指间关节处由内向外轻擦两眼皮各 18 次。④再用两大拇指指背由内向外轻擦上下眼眶各 18 次。⑤两手互搓至热，用手心热熨眼珠 3 次，用两手中指指腹点揉睛明、鱼腰、瞳子髎、承泣等穴各 18 次。⑥两目轻闭，眼球顺时针、逆时针旋转各 18 次，轻轻睁开双眼，由近至远眺望远处绿色物体。

（2）调息：动作①～⑥自然呼吸。

（3）调心：动作③意念在拇指指间关节处。动作④意念在拇指指背处。动作⑤意念在两手的手心，热熨眼珠时，感觉热气从手心透达眼球。中指揉睛明等穴，想象这些穴位通达、明亮。

（4）操作提示：旋转眼球速度要慢，旋转次数由少渐多。刚开始练习时不一定要达到规定的次数，否则部分习练者可有目胀、头昏、呕吐等反应。

4. 擦面　见图 3－143。

（1）调身：①两腿盘膝，自然交叉，端坐。②将两手掌反复互搓，至热。③两手掌按在前额，经鼻侧向下擦，直至下颌。④再由下颌反向上至前额。一上一下为 1 次，如此反复进行，共做 36 次。

（2）调息：①向下拉擦为呼气。②向上推擦为吸气。

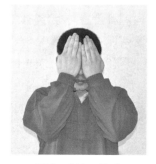

图 3－143　擦面

（3）调心：①向上推擦想象清气从口角上升到前额。②向下拉擦感觉面部放松,浊气由前额下降到下颌排出。

（4）操作提示：做推擦时,动作宜缓慢,配合柔和的自然呼吸,注视双手掌心,吸气末在前额处稍作停留,呼气末在下颌处稍作停留。

5. 耳功　见图3-144。

调身：①自然端坐,将两手掌反复互搓,至热。②搓热的两手握拳,拇指指腹与食指桡侧相对握住耳轮,搓揉耳郭18次。③两手交替经头顶拉扯对侧耳郭上部18次。④用两手掌心压在耳屏处堵塞耳道,然后突然放开,如此按放反复9次。⑤两手鱼际堵住耳道,手指自然位于后脑枕部,此时用食指稍稍用力按压中指并

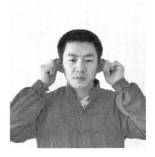

图3-144　耳功

顺势滑下弹击后脑枕部24次,可听到"咚咚"的声响,古称鸣天鼓。

6. 口功　见图3-145。

（1）调身：①两腿盘膝,自然交叉,端坐。②上下牙轻叩齿36次,不要用力相碰。③搅舌古称赤龙搅海,用舌在口腔内壁与上下牙齿外顺时针、逆时针各旋转18次。产生津液暂不下咽,接下势。④用上势产生的津液鼓漱18～36次,再将口内津液分3次咽下。

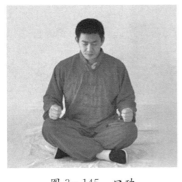

图3-145　口功

（2）调息：动作①～④自然呼吸。

（3）调心：动作②意念牙齿坚固。动作③意念随舌头的转

沪上中医名家养生保健指南丛书

动而移动。动作④咽时意念诱导津液慢慢到达下丹田。

(4) 操作提示：叩齿时可先叩门齿，再叩大齿，也可以同时一起叩。搅舌时，次数由少到多，不可强求一次到位，尤其是对高龄有动风先兆的人，由于舌体较为僵硬，搅舌较困难，故更应注意。可先搅 3 次，再反向 3 次，逐渐增加以能承受为度。鼓漱动作，不论口中是否有津液，都作出津液很多状的鼓漱动作。

7. 项功　见图 3 - 146。

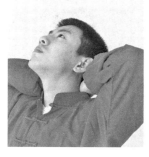

图 3 - 146　项功

(1) 调身：①两腿盘膝，自然交叉，端坐。②两手十指交叉抱后颈部，仰视。③以前臂运动带动两掌，两掌根部着力，与项部争力 9～18 次。两手向前用力，颈项向后使劲。④以两掌大小鱼际交替揉按风池穴，顺、逆时针各 9～18 次。⑤两手十指交叉抱后项部，左右来回搓揉颈项部 9～18 次。

(2) 调息：动作①～⑤自然呼吸。

(3) 调心：动作②仰视，观看前上方。动作③感受双手如推重门，同时暗示浊气沿手少阴出于极泉。动作⑤搓揉颈项部时，意念颈椎灵活自如。

(4) 操作提示：做该动作时，如患颈椎病出现头昏、头痛、目眩、上肢麻木、肩背酸痛等症状，要轻柔缓慢，以免损伤该部重要的血管、神经。

8. 揉肩　见图 3 - 147。

(1) 调身：①端坐。②以右手掌揉左肩 18 次。③再以左手掌揉右肩 18 次。④以左手拇指或掌根部与余四指捏拿对侧肩井 18 次，交

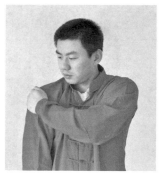

图 3 - 147　揉肩

换用右手捏拿对侧肩井 18 次。⑤肩关节按照前→上→后→下的方向旋转 9～18 次,再反向旋转 9～18 次。

(2) 调息:动作①～⑤自然呼吸。

(3) 调心:动作②～③揉肩时,感受手心发热,有股热气透入肩部。动作④捏拿对侧肩井,体会肩井穴的酸胀麻感。动作⑤旋转肩关节时,体会肩部的灵活自如。

(4) 操作提示:有肩关节疾病,动作要轻柔,不能操之过急,循序渐进。

9. 夹脊　见图 3 - 148。

(1) 调身:①两腿盘膝,自然交叉,端坐。②两手轻握拳,上肢弯曲,肘关节呈 90°。③前后交替摆动各 18 次。

(2) 调息:动作③呼吸随两手交替摆动一吸一呼,如右手一伸一收是吸气,那么第二次一伸一收。

(3) 调心:动作②注意力集中在两手前臂上。动作③两手交替前后摆动时,前臂带动肩,肩带动夹脊(胸椎段)活动。

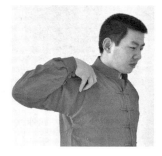

图 3 - 148　夹脊

(4) 操作提示:前后摆动时,两腋略收。

10. 搓腰(旧称搓内肾)

见图 3 - 149。

(1) 调身:①端坐在无靠背的凳子上,或两腿盘膝,自然交叉,坐在床上。②将两手搓热,捂于双侧肾俞穴上,再以命门穴和肾俞穴为中心搓腰,上下搓 18 次。③左右搓

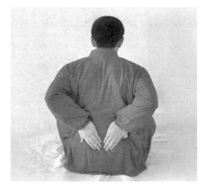

图 3 - 149　搓腰

沪上中医名家养生保健指南丛书

18 次。

（2）调息：动作①～③自然呼吸。

（3）调心：动作①安定情绪，排除杂念。动作②上下搓腰，内气通过两手的劳宫穴渗透到肾俞和命门。动作③左右横，暗示清气贯穿带脉。

（4）操作提示：本势先捂肾俞，捂到发热，然后上下、左右搓腰部。搓腰时手紧紧贴在腰部。

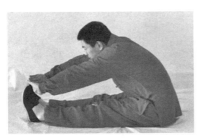

图 3-150　织布式

11. 织布式　见图 3-150。

（1）调身：①坐式，伸脚，两腿伸直并拢，足尖向上。②指尖相对，手掌心向外，两手向足部做推动姿式，同时躯干前俯，双手推向足尖。③推尽即返回，指尖相对，手心向里，身体回正。如此往返推36 次。

（2）调息：动作①自然呼吸。动作②呼气。动作③吸气。

（3）调心：动作①安定情绪，排除杂念。动作②将体内浊气随呼气从脚心涌泉穴排出。动作③将清气随劳宫吸入体内。

（4）操作提示：初练时可自然呼吸，待动作熟练后再配合呼吸。前推幅度可从小到大，不必一步到位，忌拉伤腰部肌肉。动作往返应以腰带动手，而不是以手带动腰。

12. 和带脉　见图 3-151。

（1）调身：①自然盘坐，两手胸前握固，放在小腹前。②上身左俯前倾，右转后仰，旋转 18

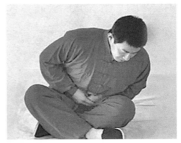

图 3-151　和带脉

周。③再右俯前倾,左转后仰,旋转 18 周。

(2) 调息:动作①自然呼吸。动作②～③俯时呼气,仰时吸气。

(3) 调心:①安定情绪,排除杂念。②暗示清气以丹田为中心顺时针绕带脉旋转。③暗示清气以丹田为中心逆时针绕带脉旋转。

(4) 操作提示:本势可先自然呼吸,动作熟练后再配合呼吸。

13. 搓尾闾(搓尾骨)　见图 3 - 152。

(1) 调身:①自然盘坐,两手放在小腹前。②两手食指和中指并拢,上下搓尾闾两侧各 36 次。

(2) 调息:动作①～②自然呼吸。

(3) 调心:①安定情绪,排除杂念。②搓尾闾时,暗示清气聚集在尾闾关,而且越聚越多。

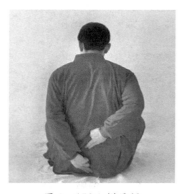

图 3 - 152　搓尾闾

(4) 操作提示:尾闾为足太阳膀胱经的支脉,从腰中下夹脊贯臀处,尾骨下长强是督脉络穴,尾闾是打通督脉的重要关口。

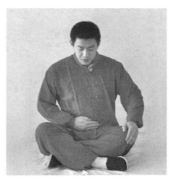

图 3 - 153　擦丹田

14. 擦丹田(揉小腹)　见图 3 - 153。

(1) 调身:①自然盘坐,放松肢体,两手放在小腹前。②将两手搓热,右手心捂于右下肢膝关节处,左手掌心沿大肠蠕动方向顺时针运动,即右下腹→右上腹→左上腹→左下腹→右下腹,如

沪上中医名家养生保健指南丛书

此周而复始 100 次。③再搓热两手,以左手捂左膝关节,右掌从左下腹→左上腹→右上腹→右下腹→左下腹,逆时针搓丹田 100 次。

(2) 调息:①自然呼吸。②左手由右下腹→右上腹→左上腹时吸气,从左上腹→左下腹→右下腹时呼气。③右掌从左下腹→左上腹→右上腹时吸气,右上腹→右下腹→左下腹为呼气。

(3) 调心:①意守丹田,排除杂念。②感受丹田气顺时针方向旋转。③感受丹田气逆时针方向旋转。

(4) 操作提示:男性习练者可改为一手用掌心托兜住同侧阴囊,另一手搓丹田。

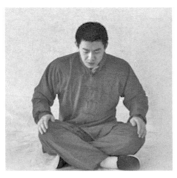

图 3 - 154　揉膝

15. 揉膝　见图 3 - 154。

(1) 调身:①两腿自然交叉,端坐。②两手心搓热,捂于两膝头,同时由内向外揉两膝关节 100 次。③两手反向由外向内揉两膝关节 100 次。④点揉足三里穴 100 次。

(2) 调息:动作①～④自然呼吸。

(3) 调心:安定情绪,排除杂念。动作②～③随着揉膝次数的增多,内气通过劳宫穴透入膝关节,感受膝部越来越热,膝关节灵活、滑利。点揉足三里穴时,体会腧穴酸胀麻,并且沿经络向下传导。

(4) 操作提示:关节有肿胀、疼痛、积水和变形者,做此动作要轻柔缓慢;膝关节患有骨刺,尽量减少骨与骨之间的摩擦。

16. 擦涌泉　见图 3 - 155。

(1) 调身:①两腿自然交叉,脚心朝上,端坐。②以涌泉穴为中心,用左手四指或掌根部擦右足心 100 次。③再以右手四指或掌根部擦左足心 100 次。

（2）调息：动作①～③自然呼吸。

（3）调心：①安定情绪，排除杂念，微守丹田。②暗示体内浊气从右脚心排出。③暗示体内浊气从左脚心排出。

（4）操作提示：最好是温水泡脚后，做该动作。擦涌泉时要稍用力，令脚掌发热为度。

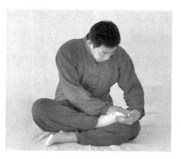

图3-155 擦涌泉

（五）保健功的功理作用

1. 静坐 也可早晚常规目功、擦面，具有安神定志、培育元气的作用。可用于心血不足引起的失眠、多梦、健忘、神志不宁等症；亦可用于肾精亏损导致的骨骼痿软、腰膝酸痛、耳鸣耳聋、健忘恍惚、两足痿软、发脱齿松、性功能低下等症。神经衰弱、更年期综合征、高血压、胃肠功能紊乱、男女生殖系统疾病，凡见上述症状者可参照使用。

2. 鼻功 具有通鼻窍、宣肺气、散风寒、止头痛的作用。用于外感风寒、肺窍郁闭、恶寒发热、鼻塞流涕。可用于感冒、眉棱骨痛、伤风鼻塞（急性鼻炎）、慢性鼻炎、鼻鼽（过敏性鼻炎）等。

3. 目功 具有舒肝明目、增进视力、防治目疾的作用。常用于肝血不足引起的夜盲、视物不明；或用眼不当出现的近视、弱视；或肝阳上亢引起的头目眩晕、目赤肿胀等。

4. 擦面 具有醒神开窍、美容抗皱的功效。用于痰迷心窍、肝阳上亢出现的中风后遗症如口眼歪斜、口角流涎；风邪中络引起的患侧面肌弛缓、额纹消失、眼不能闭合、鼻唇沟变浅、口角下垂；同时可使面部红润、皱纹减少。

5. 耳功 具有健脑聪耳、醒神开窍之效。用于肝胆之火上攻，发病突然，耳内有雷鸣或闻潮声。亦可用于禀赋不足、脾胃肾失养出现劳累后耳鸣加重，耳内常有蝉鸣之声，时作时休，或昼夜不息,入夜尤甚,听力逐渐减退,兼虚烦失眠,头晕目眩,面色萎黄,舌红少苔,脉细者。中耳炎综合征、耳鸣耳聋、神经衰弱等疾病,见上述症状者可参照使用。

6. 口功 叩齿具有益肾固本、滋阴柔肝之效;搅舌有清洁口腔、引津上潮作用;鼓漱具备健脾益胃、引气下行功效。可用于肝肾阴虚引起的牙齿松动,咽干口燥,心烦不寐;还可用于脾胃气虚引起的食少纳呆,食后脘腹胀满,四肢倦怠,面色萎黄,舌淡苔白,脉缓弱。

7. 项功 具有活利颈部关节、散寒祛风、通经活血功效。用于风寒湿引起的五十肩(肩周炎),出现肩关节活动不利,疼痛,甚至肩关节不能上举,严重影响吃饭、梳头;用于颈椎运行性病变引起的上肢麻木、手指麻痛、颈部僵硬甚至强直、头晕头痛、落枕、肩背酸痛等。

8. 揉肩 具有疏通经络、调畅枢机、滑利关节的作用。用于漏肩风或肩关节损伤引起的疼痛牵涉上臂及前臂,活动时疼痛加剧,重者不敢摆动患肢。对于后期肩关节周围软组织广泛粘连导致上肢的外展、外旋、后伸活动受限,日久可出现肩部肌肉萎缩,影响洗脸、梳头等日常活动者,应该增加练习次数。

9. 夹脊 具有疏通督脉经气、增强内脏的功能。用于因先天不足或后天失养,肾气不充,骨骼发育不良所致的鸡胸、龟背;亦可用于年老体衰或长期劳作姿势不正确引起的颈椎病、胸椎关节紊乱;还可用于脏腑精气亏损导致的脊柱侧弯、脊疳、角弓反张、腰部拘急等症。

10. 搓腰 具有壮腰强肾、固涩止遗、和血调经之效。用于跌仆闪挫,经络受损,气滞血瘀或劳欲过度,久病肾虚引起的腰痛;用于命门火衰,或湿热下注引起的阳痿、早泄;还可用于肾、肝、脾功能紊乱引起的月经不调、痛经、经闭等。

11. 织布式 具有除湿散寒、强腰补肾、通经止痛功效。用于感受风寒,遭雨涉水,或劳动汗出,寒湿侵犯经络出现的腰痛、腿痛、膝关节疼痛；可用于精血不足,久病肾虚,筋骨缺养引起的腰酸背痛。腰肌劳损、腰椎间盘突出、风湿性关节炎、胃肠功能紊乱、前列腺疾病,见上述者可参照使用。

12. 和带脉　具有调和带脉、益肾壮腰、调畅气血的作用。用于气血亏损、命门火衰引起的月经不调、经闭、痛经、阳痿、早泄;风寒湿引起的腰腿痛;脾胃不和出现的腹胀腹泻、大便秘结、小便癃闭等。

13. 搓尾闾　具有通督强脊、利尿通淋、润肠通便、升阳固脱功效。用于脾气下陷导致的脘腹重坠便意频数,久泄脱肛,子宫下垂;下焦湿热所致的尿频、尿急、尿痛,妇女带下量多色淡混浊臭味,阴中瘙痒,舌红苔黄,脉滑数。

14. 擦丹田　具有健脾益气、补益肝肾的作用。用于腹胀、腹痛、便秘、小便不利等;用于胁肋胀痛,夜尿频多,腰膝酸软等。慢性肠炎、慢性肝炎、阳痿、早泄、月经不调、慢性盆腔炎及其他泌尿生殖系统疾病,见上述症状者可参照使用。

15. 揉膝　具有强筋健骨、舒筋活血之效。用于风寒湿痹,关节疼痛,屈伸不利;年老体衰,肝肾不足引起的骨痹(骨性关节炎),脚痹疼痛,挛弱不可屈伸者。风湿性关节炎、半月板损伤、老年性骨关节病可参考使用。

16. 擦涌泉　具有交通心肾、宁心安神、引血下行功效。用于失眠少寐,惊悸多梦,头晕耳鸣,腰膝酸软,五心烦热;用于心悸,心慌气短,头痛,目眩;用于肝阳上亢引起的头目胀痛,面红目赤,头重脚轻,舌红少津等。神经衰弱、头痛、偏头痛、高血压等心脑血管疾病,见上述症状者可参照使用。

📖 第四节　功法练习中需要注意的问题

为了提高练功质量,使练功得以顺利开展,从而取得良好的效果,必须掌握练功中一些共同遵循的规律和原则。

沪上中医名家养生保健指南丛书

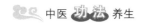
1. 明确锻炼目的

（1）首先要端正功法锻炼态度,明确锻炼目的,发挥自己的主观能动性,树立信心;其次练功要有规律,充分认识功法锻炼在专业技能训练中的重要性与必要性,根据需要选择适宜的功法,并了解所练功法的理论基础及实际锻炼的重点和难点,做到循序渐进、勤学苦练、持之以恒。

（2）练功必须循序渐进,并根据各自不同的生理特点与负荷能力,合理安排练功时间与动量。应掌握从简到繁,从少到多,由弱渐强的原则。选练功法要专一,特别是初练者,不可朝此夕彼,待某一功法基本掌握且有一定的功底后再选练其他功法,这样才能神静意守,功到自然成,不致误入歧途。

2. 练功的时间和地点的选择

（1）锻炼时间最好安排在早晚,练功要定时。练功要持之以恒,以每日坚持练功 30～60 分钟为宜,不能时练时停,练功时间最好安排在早晨。

（2）不宜在情绪波动较大的情况下练功。

（3）不宜选择在空腹或过饱时练功。

（4）不宜强忍溲便进行练功,以免影响形体和思想的放松。

（5）不宜选择在疲劳、女子经期或孕期等特殊情况下勉强练功。

（6）功法锻炼前,应选择安静的场地或环境,练功需在室内温暖避风的条件下进行。因为练功的目的在于培育真气,所以必须依靠阳气的温煦。练功者全神贯注,若受寒风侵袭,势必影响练功者的入静。练功时,需要吐故纳新,空气要新鲜,如果空气混浊或大雾天,以浊换浊,势必有害人体,这就失去了练功的本意。练功的环境要保持安静,室内要光线充足,温度适宜,空气流通,但又要避免寒风直接吹到身上。

（7）不宜选择在天气突变,诸如狂风暴雨、电闪雷鸣、寒冷潮湿、烈日当头等恶劣环境下练功。

3. 练功的饮食调理 练功中需要注意的一大方面是饮食结构的问题。练习功法能够使人体的消化功能有明显改变,最主要的表现就是食欲大增,比练功前饭量明显增多。此时要注意切忌暴饮暴食。同时,既不能在饱食之后立即练功,也不能在十分饥饿的情况下练功。

在练功期间制订的食谱中,所选的食物既要可口,又要富于营养,而且要注意到与功法的协同作用。例如,含纤维素丰富的胡萝卜、莴笋、芹菜等,可以促进肠蠕动和提高体内巨噬细胞吞食异物的能力;含蛋白质丰富的瘦肉、鸡蛋、鱼类、牛奶和豆类等,有助于促进体内的新陈代谢,及时补充所需营养。

4. 练功前的准备

(1) 对练功要有正确的认识与理解,端正态度,明确练功目的,不存非分之想,以唯物主义的科学观为指导,这样才能神静意守,功到自然成,而不误入歧途。

(2) 服装宜宽松,不要穿得过多或过紧,不宜穿皮鞋或高跟鞋,以穿软底布鞋、球鞋、练功鞋为宜。

(3) 准备锻炼物具:准备好练功坐垫与器械练功的器具等。

5. 练功中的注意事项

(1) 练功要领:松、静、自然是练功的3个重要条件。

松是指要身心放松。一方面,从思想、意识、情绪上放松,不执意追求练功的时间、动作和效果;另一方面,从身体上进行放松,做到姿势不僵硬,关节俱放松,使脏腑器官也处于自然而然的状态。

静是指练功时要入静。一方面要求练功者自身保持思想清净,使机体处于最佳的有序状态;另一方面,则要求环境处于相对有利于习练者进入安静状态。

自然是指练功中调身、调息、调心活动自然而然,不做作,不强迫,不追求,循序渐进,使练功者水平的提高在有恒的训练中顺其自然地发展。此外,还指要正确对待在练功过程中出现的自然反应,因势利导,防止过惊、过喜等大幅度情绪变化。功前思想与肢体要放松,不紧张,不做剧烈运动。疲劳、过饱或空腹时不宜练功。

(2) 功法锻炼中应做到思想集中,心神合一,排除杂念。不能心猿意马,左顾右盼;不开玩笑,不勉强、蛮干。练功中严禁直呼其名,以防受惊。按功法要求调匀呼吸,不可屏气、憋气、闭气、提气,以免自伤与走偏。不贪享功中的热、凉、动、摇等练功效应。在练功中出现异常感觉时,要努力自制,否则应立即停止练功。如出现头晕、胸闷、胸痛、烦躁等不适感时,应及时请教老师,以免发生练功偏差与损伤。练功间歇时,用干毛巾将汗擦干。宜做散步、蹲起、摇肩等整理放松性活动,以使气血通畅。不宜大声吵闹、互相扭打,以免神散气乱而影响继续练功。

(3) 功法锻炼的运动量:功法锻炼的运动量是有一定要求的。练功运动量是指人体在练功过程中所能完成的运动负荷,其组成应包括强度、密度、时间、数量和特性等,比较大地改变其中任何一个因素,都会使练功效果受到比较明显的影响。

强度是指练功过程中运动的程度,需要根据练功者各自体质状况、练功目的等确定,不可一概而论。

密度是指单位时间内重复锻炼的次数。功法锻炼中常以密度作为一个因素来表示运动对于出现的功法异常效应,应以预防为主。功法锻炼者应在有经验老师或医师的科学指导下,选择适宜的功法,确定适宜的运动量,有步骤、有计划、循序渐进地进行锻炼,并及时调整功法锻炼计划。功法锻炼者应选择适宜的练功环境,需保持良好的心理状态和道德修养,在情绪波动等异常情况下暂停练功;随着练功的深入,内气增强,气血活跃,功法锻炼者可能有一时性的幻觉、幻景出现,这属正常现象,不可一味追求练功中的景象。

6. 练功后须知

（1）练功完毕时，先将汗擦干，穿好衣服，不宜立即吹风或用冷水冲洗。因为出汗时，人体腠理疏松，毛孔开放，外邪容易入侵而致病，故古人云"避风如避箭"。

（2）练功结束后，应适当活动身体，以调和气血，并适量饮温热茶水与营养性饮料。人以胃气为本，脾胃为后天之本，历代医学家、练功家都十分注意胃气的保养，如朱丹溪在《养老论》中说"好酒腻肉，湿面细汁，烧烩炒，辛辣甜滑，皆在所忌"。即使"肠胃坚厚，福气深壮者"，也不能"纵口以图一时之快"。所以，节制饮食为练功后保养的重要方面，切忌纵口暴饮。

（3）练功后注意休整，虽说生命在于运动，经常活动，固然可以保持气血的通畅，但要注意劳逸适度。《素问·宣明五气篇》曰"五劳所伤，久视伤血，久卧伤气，久坐伤肉，久立伤骨，久行伤筋"，说明过度劳累也会给人们带来损伤。练功本身也是一种运动和消耗，所以应根据各人的体质强弱而运动，不宜过度劳累，否则也易耗伤正气，《内经》云"不妄作劳"正是这个意思。

（4）练功后忌纵欲耗精。"夫精者，身之本也。"有精就能化气，就能保持人体精力充沛，气机旺盛。因此，节欲保精对练功者来说尤为重要。养精、养气、养神是练功者的宗旨，所以要节制性生活。

（5）练功后如出现胸闷、胸痛、气短甚至咳血，以及疲惫、精神不振且长时间不能恢复者，可能是练功量过大或过度憋气所致，应适当休息，或进行治疗后再循序练功。女子经期或孕期不宜练功。

本章介绍的功法也可作为医疗性练功。在指导患者锻炼时，除必须注意上述各项外，还要适当掌握练功的运动量与功式

沪上中医名家养生保健指南丛书

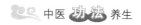

的组合,并强调循序渐进,随着病情的变化及时调整练功的强度、时间。

第五节 功法的应用原则

练习功法时,遵循循序渐进、动静结合、因人制宜、科学应用的原则,指导自我锻炼,发挥主观能动性,调动积极因素,从而使自己迅速康复,更好地解决现代疾病谱的新问题。

一、应用概述

推拿功法是中国传统疗法的重要内容,独具主动运动特色。功法锻炼也是治疗脊柱与骨关节疾病的主要方法之一,尤其是在脊柱退行性病变与脊柱损伤后遗症的治疗中占有重要地位,同时对各种慢性疾病如糖尿病、高血压病等的康复也有良好的促进作用。

推拿功法的临床治疗作用较多,如《内经遗篇·刺法论》中有"肾有久病者,可以寅时面向南,净神不乱思,闭气不息七遍,以引颈咽气之,如咽甚硬物。如此七遍,饵舌下津令无数。"指出肾久病的自我功法锻炼方法,重点指出了锻炼的时间、方位及方法。《内功图说辑要·诸仙引导图》记载:"一身仰卧,右脚架放在左脚上,直舒两手攀肩,存守下丹田,意想内气围绕肚脐顺时针运转,共六次。"这是对脾胃虚弱,纳食不消者具有健脾和胃作用的功法。《景岳全书》中记载治耳聋、耳鸣法:松静而坐,两手轻置膝盖上,闭目养神。以两手中指分别轻轻按于两耳耳窍中,一按一放,反复多次,再以手指按住,轻轻摇动,以引导内气,使耳窍通畅。这是比较详尽介绍治疗耳聋、耳鸣的功法。

推拿功法除了具有防病治病的效果外,还具有一种特殊的辅助检查和诊断效果。例如有些疾病,特别是一些功能性疾病,现代医学检查无阳性指标,但在功法练功处于安静状态时,可采用自我体验检查法,即通过适量的功法锻炼到一定程度后,身体某一部位可出现酸胀和隐隐作痛等病灶反应,从而暴露出潜在的疾病。这对于某些疾病的早发现、早治疗是很有益处的。随着现代医学的发展,推拿功法训练将作为一种防治疾病的、非药物的、无创性的自主疗法,日益受到社会的关注。因此,应该加强推拿功法在保健、临床、康复、预防中的应用和研究,并结合现代临床医学制定功法锻炼原则,积极自我锻炼,解决现代疾病谱的新问题。

二、应用原则

1. 循序渐进 推拿功法应用的目的是有病治病,无病强身,配合各种疗法以巩固治疗效果和防治疾病复发。因此,功法锻炼时,要根据自我体质情况和患病状态制订合适的针对性功法,使功法训练既有效又安全。更重要的是,一方面,所采用的功法锻炼量要由小到大,功法的动作和内容要求由易到难,使身体逐步适应;另一方面,随着病情好转,也要不断加大功法锻炼量与功法的锻炼难度,以增强自我对功法的适应能力,使健康得到更大程度改善,症状逐步缓解。

2. 动静结合 动静结合主要是指练功上的动功与静功相互结合。因为动则生阳,静则生阴,各有所属,所以专练静功或动功会有阴阳失偏之虞。如动静兼练,阴阳和合,更有利于提高功法祛病的效果。动中有静,寓静于动。静中有动,动与静的有机结合能有效提高锻炼效果。掌握好功法,动静结合,要根据练功者自身的具体情况而定,如年龄、性别、体质、身体状况、练功进度等都在考虑之内。如年龄较大、体质较差、病情较重者,可以先练静功,待体力恢复、病情好转时再加练动功。如果以保健养生为目的,就可以动静功兼练。体力好的以练动功为主,体力差的以练静功为主。在练功的时间与次数上,也可根据不同情

沪上中医名家养生保健指南丛书

况适当掌握。一般早晨可以先静后动,以利于白天投入工作;晚上可先动后静,以利安眠入睡。如果时间允许,在下午可以加练动功或静功。总之,一切应根据具体情况,灵活掌握运用,把动静结合起来,更增强练功效果。

3. **选择功法** 在推拿功法的应用过程中,应针对自我的年龄、性别、体质等不同特点来制订适宜的功法锻炼原则。如清朝徐大椿《医学源流论》指出:"天下有同此一病,而治此则效,治彼则不效,且不惟无效,而及有大害者,何也? 则以病通人异也。"因先天禀赋与后天生活环境的不同,个体体质存在差异,所以个体的差异性,需要制订最适合其个体差异的推拿功法训练计划。以人的体质、疾病状态为认知对象,从体质状态、疾病证型及不同体质类型的特性,制订防治原则,进行因人制宜的推拿功法干预措施。比如说,气血亏虚的人群不宜高强度、大运动量的功法锻炼,宜选用八段锦等功法练习,具有强身补益气血的功效。阳气亏虚的人群宜选用壮益肾阳、提升阳气的功法,如五禽戏中的"虎戏"具有益肾阳、强腰骨的作用,老子按摩法、天竺按摩法亦可。阴虚内热的人群宜选用中小强度的功法练习,如六字诀等。痰湿内蕴的人群宜选用中等强度、长时间的全身性功法,如易筋经、少林内功等,延年九转法亦可。湿热中阻人群宜选用大强度、大运动量的功法习,以清热除湿,如少林内功、易筋经等。气滞血瘀的人群宜选用有益于促进气血运行的功法,以动功为主,但由于气滞血瘀人群心血管功能较弱,故功法运动负荷不宜过大,可以选太极养生杖、老子按摩法等功法。气机瘀滞的人群宜用调理气机、舒畅情志的功法,如六字诀、延年九转法等。先天不足的人群宜选用调养先天、培补肾精肾气的功法,如延年九转法。除此之外,只要采用合理的、安全的、科学的推拿功法锻炼,就能产生良好的锻炼效应,增进身体健康;不合理、不科学的锻炼方式,不但不能产生有效的锻炼效应,反而可能会引起不良反应,甚至偏差等不良后果。因此,在推拿功法应用过程中需遵循合理、科学应用的原则:推拿功法包含形体锻炼、呼吸调节和意念调控。推拿功法在临床应用中,医师所指导的推拿功法,尤其是形体锻炼的功法,主要包括适宜的功法动作、功法强度、功法锻炼持续时间、功法锻炼频率及注意事项。

4. 科学合理应用 在推拿功法应用前,应详细了解自己的疾病史和练功史,有助于排除功法禁忌证患者,确定推拿功法指导的目的,选择适宜的功法,为制订安全有效推拿功法的临床应用提供依据。同时,应对患者进行身体检查,包括形态检测、实验室检查和辅助检查等,各项检查结果均为制订详细的推拿功法选择提供重要依据。在推拿功法应用中,要详细记录推拿功法锻炼情况及锻炼中、锻炼后的身体反应,定期对自己进行身体检查或复查,并特别关注注意事项以及自我观察的方法,适时调整功法锻炼。在推拿功法应用后,应进行交流,并进行疗效的客观评定,定期调整功法,以便进一步提高推拿功法干预的效果。在推拿功法的应用过程中,应针对自己来制订适宜的功法锻炼原则。因先天禀赋与后天生活环境的不同,个体体质存在差异,所以个体的差异性,需要制订最适合其个体差异的推拿功法训练计划。以人的体质、疾病状态为认知对象,从体质状态、疾病证型及不同体质类型的特性,制订防治原则,进行因人制宜的推拿功法干预措施。比如说,气血亏虚的人群不宜高强度、大运动量的功法锻炼,宜选用放松功、保健功、八段锦等功法练习,具有强身补益气血的功效。阳气亏虚的人群宜选用壮益肾阳、提升阳气的功法,如"五禽戏"中的虎戏具有益肾阳、强腰骨的作用。阴虚内热的人群宜选用中小强度的功法练习,如六字诀、站桩功、内养功等。痰湿内蕴的人群宜选用中等强度、长时间的全身性功法,如易筋经、少林内功等。湿热中阻人群宜选用大强度、大运动量的功法练习,以清热除湿,如少林内功、易筋经等。气滞血瘀的人群宜选用有益于促进气血运行的功法,以动功为主,但由于气滞血瘀人群心血管功能较弱,故功法运动负荷不宜过

沪上中医名家养生保健指南丛书

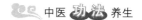
大。气机瘀滞的人群宜选用调理气机,舒畅情志的功法,如六字诀、放松功等。先天不足的人群宜选用调养先天、培补肾精肾气的功法。

第四章
治疗常见疾病的辅助功法

 第一节 颈肩腰腿痛的辅助功法

一、颈椎病

【概述】颈椎病又称颈椎综合征,因椎间盘变性、突出,颈椎骨质增生,韧带钙化等退变而造成颈神经根、椎动脉、交感神经、脊髓被刺激受压,引起头痛、头晕、颈肩上肢部疼痛发麻、胸痛,甚至下肢痉挛性瘫痪等的一种病变。主要症状有头昏、头痛、眩晕,尤其是颈枕部疼痛,疼痛会逐渐加重,并向肩、臂和手部放射,性质为持续性酸胀痛或隐痛,少数患者表现为针刺样麻痛,部分患者因颈肌痉挛造成颈部活动受限。颈椎病是中老年人的常见病之一,近年来其发病年龄有降低的趋势,使用电脑姿势不当是发作的诱因之一。本病好发于40岁以上者,或从事长期低头工作及颈肩部负重、两手提物者。本病属于中医学"骨痹""风痹""阴痹"的范畴。该病往往因劳累、损伤、受寒而导致发作。随着社会发展的需求,现代化工作生活模式的改变,颈型颈椎病的发病率不断上升,且呈低龄化趋势。

【病因病理】颈椎病从中医看,其病机为正虚受邪,肝肾亏虚,筋骨失于精血濡养,复遭风、寒、湿邪之侵袭而痹;或负重、损伤造成经脉瘀阻,气血运行不畅,筋骨功能衰退,精髓不摄,外溢

沪上中医名家养生保健指南丛书

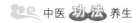

成骨赘,复感风寒外邪而成骨痹。临床上以头项疼痛,头眩,肩背麻木、酸楚、重着为主要特征。如《素问·痹论》说:"痛者,寒气多也,有寒故痛也……皮肤不营,故为不仁。"

现代医学认为颈椎病是一种常见的中老年疾病。随着年龄的增长,颈椎间盘发生退行性变,影响颈椎的稳定性,产生一系列病理性改变。颈椎的变化直接刺激、压迫或通过影响血运使颈部脊神经根、脊髓、椎动脉及交感神经发生功能或结构上的损害,引起相应的临床症状。颈椎病是一种颈椎退行性疾病,由于长期从事低头工作,使椎间盘发生退变,向后方或侧后方突出,导致关节囊和韧带松弛,椎骨间滑移活动增大,影响了脊柱的稳定性,久之产生骨赘增生、韧带钙化,直接和间接地刺激或压迫颈神经根、椎动脉、交感神经、脊髓而使颈椎病发作。外伤和局部受寒等常为本病的诱发因素。

1. 外因　长期低头工作,姿势不当,肩负或手提重物,钝物撞击等发生急性和慢性外伤,引起一系列解剖病理改变,由此产生各种临床症状。

2. 内因　椎间盘退行性改变是发生颈椎病的基础,另外颈椎的先天性畸形,如颈椎隐性裂、颈椎椎体融合、颅底凹陷、颈椎横突肥大及椎管狭窄、急性和慢性外伤等都可促使颈椎提前发生退变。

颈椎病一般分为颈型、神经根型、脊髓型、椎动脉型和交感神经型。其特点分别是,颈型由于肩胛骨内缘肌肉附着处酸痛的感觉,颈部易于疲劳;出现"落枕"的频繁发作;颈部活动幅度明显减小。神经根型颈椎病多以颈项疼痛,向上可有牵掣感或放射痛,放射性神经痛往往呈急性发作,或在慢性疼痛的基础上急剧加重或手指麻木症状。脊髓型颈椎病的特点是多以40岁以上出现肢体僵硬麻木,颈项部疼痛和活动障碍很轻微,甚至没有颈项部症状;下肢症状的出现早于上肢,多有踩棉感。眩晕是椎动脉型颈椎病的主要症状。慢性头痛是交感神经型颈椎病的最突出的症状。

【功法保健】

1. 功法指导 形似意到即可,不必苛求到位、无误,贵在坚持。

2. 功法搭配 对颈椎病可以少林内功为主,辅以易筋经、八段锦、五禽戏、六字诀。

3. 操作要点

(1) 少林内功为主选功法时,每日练 2 次,早晚各 1 次。每次 10~20 分钟,最好坚持练 100 日以上。

(2) 辅以易筋经之摘星换斗 20 次,约 5 分钟;八段锦之摇头摆尾去心火 5 遍,约 2 分钟;五禽戏之鸟戏 7 遍,约 1 分钟。早晚各 1 次。

(3) 辅以吐纳呼吸者,两手平按于小腹前,十指相对,吸气时意念可以想象气自两眉间吸入,向下穿过胸腔,直达小腹,同时小腹慢慢隆起;然后呼气,小腹缓缓内收,气自原路呼出,同时两手掌背相对,上提至胸前,然后向两边分开画弧,至大腿旁,再顺原路返回。此为 1 遍,反复 21 遍。注意以鼻呼吸,吸气时可听到气流通过时产生的"鼾声",呼气时做鼻腔喷气。

(4) 辅以叩齿、搅海、漱口、咽津等节收功。

上述方法可以每日练习 2 次,6 个月为 1 个阶段。

无论年龄、体质、病情,一整套结束即可。如果练习后,微微出汗,心跳不超过 120 次,身体轻松,心情愉悦,甚佳。四者有其一,表明功法的练习量便已足够,即可停止练习,收功,防止意外。

如果功法练习 6 个月后,自觉病情无缓解,甚至加重,或有其他不适感,即应停止练习,及时就医。

4. 颈椎康复运动操 颈椎病康复运动操可以帮助患者恢复颈椎正常的生理曲度,符合颈椎病治疗的根本原则,能促使颈椎恢复原有正常稳定的生物力学结构。

沪上中医名家养生保健指南丛书

（1）准备姿势：两脚分开与肩同宽，两臂自然下垂，全身放松，两眼平视，均匀呼吸。站坐均可。

（2）双掌擦颈：十指交叉贴于后颈部，左右来回摩擦100次。

（3）左顾右盼：头先向左后向右转动，幅度宜大，以自觉酸胀为好，大概30次。

（4）前后点头：头先前再后，前俯时颈项尽量前伸拉长30次。

（5）旋肩舒颈：双手置两侧肩部，掌心向下，两臂先由后向前旋转20～30次，再由前向后旋转20～30次。

（6）翘首望月：头用力左旋，并尽量后仰，目视左上方5秒，复原后，再旋向右，目视右上方5秒。

（7）双手托天：双手上举过头，掌心向上，仰视手背5秒。

（8）放眼观景：手收回胸前，右手在外，劳宫穴相叠，虚按膻中穴，目视前方5秒，收操。

【注意事项】颈椎病严重影响人们的生活，因此有必要做好预防。

1. 良好姿势　良好的姿势对预防颈椎病有很好的作用。由于长期低头伏案工作，使颈椎长时间处于屈曲位或某些特定体位，这种体位使颈后部肌肉、韧带长时间受到牵拉易劳损，促使颈椎间盘出现退变。应在工作1小时左右离开座位活动颈椎，对预防颈椎病有一定的作用，同时也要养成良好的生活习惯，不要卧床看书、看电视。

（1）正确坐姿：挺胸抬头，双腿分开与肩同宽，双手自然下垂，全身放松，颈椎保持前凸，双眼平视前方，腰部用腰卷支撑使腰处于前凸位。

（2）不良坐姿：头部处于前屈位，腰部处于屈曲位，同时有圆胸和驼背。

2. 注意颈部保暖　夏天要注意避免风扇和空调，特别是冷风直接吹向颈部,出汗后不宜直接吹冷风、在凉枕头上睡觉;冬天颈部可以用围巾防止颈部受风、受寒。这样可以防止颈部肌肉及软组织的痉挛。

3. 避免外伤　应避免和减少急性颈椎损伤,如避免猛抬重物、紧急刹车,不要互做拧头、搂颈等动作。颈部受伤后,应及时到医院进行检查治疗,以免造成严重后果。

4. 选择合适的枕头　睡眠时枕头是维持头颈正常位置即生理曲度的重要工具,如果选择或使用不当,会破坏颈椎外在平衡,也直接影响颈椎管内容积的大小和局部解剖状态。因此,枕头的高低必须引起重视。合适的枕头高度一般是自己拳头的1.5倍高,枕于颈部时,枕头应该中央凹陷,使头略后仰,可基本保持颈椎的正常生理曲度。枕头以软硬度适中,稍有弹性为好,枕芯选用稻谷壳、荞麦皮等,软硬适度,流动性好,略有弹性,对睡眠和健康大有好处。

5. 体育锻炼　每日抽出一定的时间进行颈肩部肌肉锻炼,以缓解肌肉疲劳,增强肌肉韧度,提高颈肩顺应颈部突然变化的能力。平时多做有益于缓解因低头伏案玩电脑、学习、看电视等造成颈肌疲劳的运动,以保持两侧颈肌紧张力的均衡,对于颈椎病的预防有着积极的作用。

总之,随着社会的发展和时代的进步,人们的生产、生活方式也发生了重大改变,很多疾病也随着发生变化。青少年长时间低头伏案玩电脑、学习、长时间看电视等现象普遍存在,这些因素均可对青少年的颈椎造成严重损伤,使得近年来青少年颈椎病的发病率不断提高,甚至有广泛发病之势。青少年正处于身心生长发育时期,一旦患上颈椎病,就会严重影响学习、生活和身心健康的发育。因此,青少年颈椎病不仅仅是医学界面临和急需解决的新课题,也是社会面临的一个大问题,值得大家关注和研究。

二、肩周炎

【概述】肩周炎是指肩关节周围软组织病变而引起的肩关节疼痛和活动功能障碍，又称肩凝症、粘连性肩关节炎，以往常称之为肩关节周围炎。本病好发年龄在 50 岁左右，故有"五十肩"之称。女性发病率略高于男性，男女性之比约 3：1。中医学称本病为"漏肩风"。"漏"者，即暴露的意思，大凡因感受风寒湿邪，引起肩部酸痛、运动功能障碍等。一般多发生于单侧肩部，亦有两肩先后发病或交替发病者。本病严重者，可影响生活和工作。本病主要临床表现为肩部疼痛和肩关节活动功能受限。多因慢性劳损，外伤筋骨，气血不足，复感受风寒湿邪所致，多见于体力劳动者，多为慢性发病。发作时肩周疼痛，以夜间为甚，常因天气变化及劳累而诱发，肩关节活动功能障碍，甚者出现肩部肌肉萎缩，肩前、后、外侧均有压痛，外展功能受限明显，出现典型的"扛肩"现象。辅助 X 线检查结果多为阴性。病程久者可见骨质疏松。

【病因病理】肩周炎病因至今不清，中医学认为本病的发生与气血虚衰、正气不足有关：①气血不足。《内经》云：七七肾气衰。人到 50 岁左右，肝肾精气开始衰退，气血不足，筋脉得不到充分滋养，血虚生痛，日久筋脉拘急，营卫失调。②外感风湿寒邪。居地潮湿，中风冒雨，或睡卧露肩，均可致外邪侵袭，留滞血肉筋脉间。血受寒则凝，脉络拘急而痛，或寒湿之邪淫溢于筋肉关节，以致关节屈伸不利。③外伤劳损。跌仆闪挫或久劳致损，瘀血停阻关节筋脉，迁延日久，关节筋脉无所养，拘急而不用。

从现代医学角度分析，一般认为与下列因素有关：①肩关节以外疾病，如缺血性心脏病、肺炎、胆囊炎等反射性地引起肩部疼痛，使肩关节活动受限；②因上肢骨折、颈椎病等使上肢固定于体旁过久；③肩关节周围软组织退变，如肩峰下滑囊炎、冈上肌肌腱炎、肱二头肌长头肌腱鞘炎等。

肩周炎的病理过程分为 3 期：①凝结期，即早期，病变主要位于肩关节囊，关节囊下皱褶相互粘连而消失，肱二头肌长头腱与腱鞘间有薄的粘连。②冻结期，此期病变程度加剧，关节囊严重挛缩外，关节周围软组织均受累，退行性变加重，滑膜充血、增厚，组织缺乏弹性，肩关节活动明显受限。③解冻期，即冻结期后的 7～12 个月，随着炎症逐渐改善，疼痛缓解，肩关节活动渐渐好转。故有人提出冻结肩有"自愈"倾向的理论。这一理论的提出，基于肱二头肌长头肌腱鞘炎是引起冻结肩的主要原因，一旦长头肌腱黏附于结节间沟获得新的骨附着点，而肌腱关节囊内部分发生病理性撕裂，则肩关节功能改善、冻结肩趋向好转。

【临床表现】

（1）疼痛起初时，肩部是阵发性疼痛，多数为慢性发作。以后疼痛逐渐加剧，且呈持续性。气候变化或劳累后常使疼痛加剧。疼痛可向颈项及上肢（特别是肘部）扩散。当肩部偶然受到碰撞或牵拉时，常可引起撕裂样剧痛。肩痛昼轻夜重为本病一大特点，多数患者常诉说半夜后痛醒，不能成寐，尤其不能向患侧侧卧，此种情况因血虚而致者更为明显；若因受寒而致痛者，则对气候变化特别敏感。

（2）关节活动受限主要是肩关节活动受限，患者特别害怕活动肩关节，患肩自然地采取保护性制动，以后由于长期废用引起关节囊及肩周软组织粘连，肌力逐渐降低，当肩关节外展时出现典型的"扛肩"现象。特别是梳头、穿衣、叉腰等动作均难以完成。严重时肘关节功能亦可受影响，屈肘时手不能摸到同侧肩部，尤其在手臂后伸位时不能完成屈肘动作。日久，出现肩峰突起、上举不便、后弯不利的典型症状，此时疼痛反而相对减轻。

此外，患肩怕冷也是临床常见症状。不少患者终年用棉垫包肩，即使在暑天肩部也不敢吹风。

总体来说，本病的临床特点是：早期以疼痛为主，后期则以功能障碍为主，因此在治疗时应有所侧重。肩周炎是一种自愈性疾病,如不经治疗,虽然疼痛可逐步缓解,但多数患者可遗留不同程度的肩关节活动受限,影响生活质量。练习功法的目的主要在于:缓解患处疼痛,防止肩关节活动度的丧失,缩短病程。

【功法保健】

1. 功法指导　形似意到即可,不必苛求到位、无误,贵在坚持。

2. 功法搭配　对肩周炎可以太极养生杖为主选功法,辅以少林内功、易筋经、八段锦、五禽戏。

3. 操作要点

(1)以太极养生杖为主选功法时,每日练 2 次,早晚各 1次。每次 10～20 分钟,最好坚持练 100 日以上。

(2)辅以少林内功之倒拽九牛尾 20 遍,约 5 分钟;后接八段锦之攒拳怒目增气力 10 遍,约 3 分钟;再接易筋经之饿虎扑食 10 遍,约 5 分钟;后接以五禽戏之鸟戏 7 遍整理,约 1 分钟。每日早晚各 1 次。

(3)辅以吐纳呼吸整理收功者,两手平按于小腹前,十指相对,吸气时,意念可以想象气自两眉间吸入,向下穿过胸腔,直达小腹,同时小腹慢慢隆起;然后呼气,小腹缓缓内收,气自原路呼出,同时两手掌背相对,上提至胸前,然后向两边分开画弧,至大腿旁,再顺原路返回。此为 1 遍,反复 21 遍。注意以鼻呼吸,吸气时可听到气流通过时产生的"鼾声",呼气时做鼻腔喷气。

(4)辅以行叩齿、搅海、漱口、咽津等节收功。

上述方法可以每日练习 2 次,6 个月为 1 个阶段。

无论年龄、体质、病情,一整套结束即可。如果练习后,微微出汗,心跳不超过 120 次,身体轻松,心情愉悦,甚佳。四者有其一,表明功法的练习量便已足够,即可停止练习,收功,防止意外。

如果功法练习 6 个月后,自觉病情无缓解,甚至加重,或有其他不适感,即应停止练习,及时就医。

【预防锻炼】

1. 手指爬墙　手指爬墙、体后拉手、甩手、弯腰晃肩、外旋等锻炼，每个动作做 10～15 次，每日 3 次。功能锻炼可改善肩臂肌群功能，平衡肌张力，提高代偿与适应能力，扩大肩关节的活动范围，同时也能起到巩固疗效、预防复发的作用。疏筋、通络、止痛，有效分离粘连，松解受压神经组织，加强局部血液循环，改善组织营养。改善局部缺血、缺氧状态，促进病变肌肉及韧带的修复，加速局部组织恢复正常功能的疗效，运动幅度改善。对于不同程度的肩周炎，应采用不同的治疗方法。对于冻结期患者，应利用综合疗法以利于早日解除痛苦，改善生活质量。由于患者惧怕疼痛，往往不敢活动患侧肩关节，结果导致肩周肌肉、韧带粘连加重，症状恶化。药物口服结合，减轻局部充血水肿，抑制炎症浸润和渗出，促进局部粘连松解和吸收，便于功法锻炼，有助于本病的康复，明显提高肩关节活动度及提高总体疗效。

2. 民间健身方法——甩手　甩手是我国民间广为流传的一种健身方法，对缺乏运动技能和没有运动习惯的人，尤其是老年人来说，是一种既简便又有效的健身方法，在家中、户外都可以进行。有研究认为，甩手能调节神经系统兴奋与抑制的转换，增强呼吸系统功能，改善血液循环，能活动肩肘关节，防治肩周炎。对于下肢活动不便者也是非常好的锻炼方法。

甩手前，身体站直放松，两眼平视前方，两脚分立同肩宽，两臂自然下垂，两掌心向内。甩手时，两臂在腰腿活动的带动下来回摆动。两手臂在前摆时，与身体的垂直线不要超过 60°；后摆时，与身体的垂直线不要超过 30°。运动时注意配合呼吸，可采用吸气摆臂 2 次，呼气摆臂 3 次的频率，经过一个阶段的练习可逐渐延长呼气时间。甩手时，练习者要有意识地调整呼吸节律，适当深、慢呼吸。强度采用每分钟摆动 60 次，每次运动时间以 15 分钟为宜。不宜在饥饿或饭后即刻进行甩手。

【注意事项】

（1）患者在功法锻炼期间，应及时纠正不良生活习惯，不吸烟，避免过食辛辣食物，保持乐观的情绪。

（2）注意肩部保暖，避免患肩过度劳累，须注意劳逸结合。疼痛严重者，可在医师指导下适当服用一些镇痛药物，暂缓动功练习。

（3）肩部创伤早期、肿瘤等患者应禁止采用动功锻炼，以免加重损伤。如肩部症状持续不解或反复加剧，应该前往医院做系统检查，以进一步明确诊断，以防与其他疾病相混淆。

（4）患者在功法锻炼期间，应定期对肩部功能、症状及体征进行检查和评估，以便及时调整功法锻炼计划。

三 腰椎间盘突出

【概述】腰椎间盘突出主要是由于腰椎间盘变性，纤维环因外力牵拉而致破裂，髓核自破裂口突出，压迫神经根而产生腰腿痛的症状。本病又称纤维环破裂症或髓核脱出症。好发于30～50岁的体力劳动者。本病属中医学"痹证"的范畴，又称腰腿痹、骨痹、肾痹等。

腰椎间盘有5个，临床以腰4～5和腰5～骶1之间突出最多，这是因为腰4～5是上身力的支点，而腰5～骶1的活动度最大，容易引起退变和损伤。另外腰3～4之间的椎间盘也可发生突出。据统计，临床上腰4～5之间突出，约占腰椎间盘突出总数的50%；腰5～骶1之间突出则占45%左右；而腰3～4之间突出仅占5%左右；其余几个椎间盘突出则很少见。

腰椎间盘突出是以腰部及下肢疼痛为主要症状的疾病。本病原因复杂、涉及面广。现代医学中腰背部炎性病变，如强直性脊柱炎、风湿性纤维组织炎或肌筋膜炎、类风湿关节炎、骶髂关节炎、膝关节炎等；腰椎退行性变，如老年性骨质疏松症、椎间盘退行性变、椎管狭窄等；以及腰腿部肌肉、筋膜、韧带、椎间小关节的各种急性和慢性损伤,均可引起腰腿痛。痹证为本虚标实之证,肾虚为本,风寒湿邪及外伤闪挫造成的瘀滞是标。《素问·痹论》指出:"风寒湿三气杂至,合而为痹。"《素问·至真要大论》:"腰脊头项痛,时头眩⋯⋯病本于肾。"提出病本于肾的思想。疼痛是本病的主要症状,《素问·举痛论》曰:"寒气入经而稽迟,泣而不行,客于脉外则血少,客于脉中则气不通,故卒然而痛。"总之,素体禀赋不足,久病体虚,年老肝肾亏虚,筋骨失于精血濡养,复受风寒湿邪,过劳,跌仆闪挫等,均可导致腰腿筋脉受阻,气血运行不畅而致腰腿痛。

【病因病理】椎间盘变性是腰椎间盘突出发生的内因,因腰椎纤维环后外侧比较薄弱,而起加固作用的后纵韧带到腰椎时渐渐变窄,至腰4~5和骶1间,其宽度只有原来的一半,而腰骶部活动度最大,故后纵韧带变窄,造成了自然结构的薄弱点,于是纤维环破裂,髓核易向左右侧后方突出。另外,成年后椎间盘进入成熟期,软骨板穿入纤维环的血管,逐渐被纤维组织所梗塞,乃至消失,只能靠软骨板的渗透来维持营养。由于日常生活和劳动中,脊柱要负重和运动,椎间盘亦要承受来自各方的挤压、牵拉和扭转应力,因此容易发生弹性减弱、萎缩等退变,最后因外伤、积累劳损、受寒等外因导致纤维环由内向外破裂。因椎间盘缺乏足够的血供,故修复能力较弱,裂隙可逐渐发展到椎间盘边缘。如髓核尚处在胶状体和膨胀时期,则膨胀的髓核必挤于裂隙之中,影响裂隙的修复。突出的髓核可刺激和压迫神经根,甚至与神经根发生粘连,引起典型的腰腿痛症状。椎间盘突出还可导致脊椎不稳、后关节错缝,也可产生腰痛。反复发作,局部可出现无菌性炎症反应,亦可刺激或压迫神经根而发生腰腿痛的体征。

早期腰椎间盘突出,其后部纤维环部分破裂,髓核向后移位,顶起纤维环外层,突出物呈半球状,这种不完全突出,称幼稚型或隐匿型,症状出现较轻,也存在回纳可能。晚期则纤维环后

沪上中医名家养生保健指南丛书

部断裂严重,髓核与纤维环完全突出,并与神经根发生粘连。根据纤维环破裂位置,髓核突出的方向可分为:①向上下椎体内突出:髓核向椎间盘上面的椎体或向下面的椎体通过软骨板血管遗迹突入椎体的骨松质内。临床 X 线摄片,显示椎体杯口样切迹,称为 SOHMORL 结节。较大的突出物,可使椎间盘变薄,椎间隙狭窄而使周围韧带相对松弛,椎体失去稳定性,导致后关节错缝。②向前方突出:髓核向前突出,使前纵韧带松弛和破裂,出现渗水、渗血,待血肿吸收、机化后出现钙化或骨化,引起椎体上下缘骨质增生,多为唇状增生,但因前缘无神经纤维参与,故不会引起临床症状。③向侧后方突出:这是发病率最高的一种,因为腰椎的后纵韧带狭窄,特别在下腰椎仅有一半宽,而纤维环侧后方也较薄弱,所以髓核最易朝左右侧后方突出。突出物刺激后纵韧带或压迫一侧神经根,引起腰腿痛症状。④向后方突出(中央型):髓核向后部中央突出,突入椎管内,刺激或压迫马尾神经。因此,无论突出平面为腰 3～4、腰 4～5 或腰 5～骶 1,所产生的症状多为鞍区麻痹和排尿、排便障碍。如突出物很大,则可产生神经根症状。

【临床表现】

(1)腰部有外伤史或积累劳损史。

(2)腰痛和一侧下肢放射痛:腰部反复疼痛,逐渐向一侧下肢放射,程度轻重不等。严重者不能久坐久立,翻身转侧困难,咳嗽、喷嚏或大便用力时,因腹压增高而疼痛加剧。腰 4～5 和腰 5～骶 1 间突出者,下肢放射痛主要沿坐骨神经路线(大腿后侧、腘窝、小腿后外侧及足背部)走行。腰 2～3 或腰 3～4 间突出,则出现股神经路线(大腿前侧、膝关节、小腿内侧)、闭孔神经路线(髋关节)疼痛发麻。中央型突出除有马尾神经症状外,还可能出现一侧或双侧下肢交替性疼痛症状。

(3)腰部运动障碍:腰部各方活动受限制,尤以后伸和前屈为最。

（4）腰椎畸形：多数患者发病后即可出现腰椎侧弯，时间稍久则逐渐出现腰椎生理前凸减少或消失。

（5）主观麻木感：病程较长者，常在小腿外侧、足背、足掌等处有主观麻木感觉。中央型髓核突出，可感觉鞍区麻痹。

（6）患肢温度下降：患者感觉患肢不温，怕冷，经与健肢对比，患肢温度确有降低，有时足背动脉搏动亦会减弱。

（7）肌肉萎缩：病程较长者，患侧臀肌、下肢肌肉萎缩，肌力略下降。腰 4～5 和腰 5～骶 1 椎间盘突出，可出现臀肌和小腿肌肉萎缩；腰 2～3 和腰 3～4 椎间盘突出，可出现股四头肌肌萎缩。

【功法保健】

1. 功法指导　形似意到即可，不必苛求到位、无误，贵在坚持。

2. 功法搭配　可以练功十八法之腰背痛练法为主，辅以易筋经、八段锦、少林内功、五禽戏。

3. 操作要点

（1）练功十八法之腰背痛练法为主选功法时，每日练 2 次，早晚各 1 次。每次 10～20 分钟，最好坚持练 100 日以上。

（2）辅以五禽戏之虎戏 30 遍，约 5 分钟；易筋经之饿虎扑食 7 遍，约 2 分钟；再后少林内功之顶天抱地 10 遍，约 5 分钟；最后五禽戏之鸟戏 7 遍，1 分钟。每日早晚各 1 次。

（3）辅以吐纳呼吸整理收功者，两手平按于小腹前，十指相对，吸气时，意念可以想象气自两眉间吸入，向下穿过胸腔，直达小腹，同时小腹慢慢隆起；然后呼气，小腹缓缓内收，气自原路呼出，同时两手掌背相对，上提至胸前，然后向两边分开画弧，至大腿旁，再顺原路返回。此为 1 遍，反复 21 遍。注意以鼻呼吸，吸气时可听到气流通过时产生的"鼾声"，呼气时做鼻腔喷气。

（4）辅以叩齿、搅海、漱口、咽津等节收功。

上述方法可以每日练习 2 次，6 个月为 1 个阶段。

无论年龄、体质、病情，一整套结束即可。如果练习后，微微出汗，心跳不超过 120 次，身体轻松，心情愉悦，甚佳。四者有其一，表明功法的练习量便已足够，即可停止练习，收功，防止意外。

如果功法练习 6 个月后，自觉病情无缓解，甚至加重，或有其他不适感，即应停止练习，及时就医。

【注意事项】

（1）腰部急性外伤早期、腰椎严重失稳、骨质疏松、腰部结核、肿瘤等患者，应慎用动功锻炼。

（2）对于有外伤史的腰椎间盘突出患者，应明确诊断，确定没有器质性损伤，方宜采用功法治疗。

（3）可配合针灸、推拿或理疗等方法，患者功法锻炼期间，应配合卧硬板床休息。

四、膝关节退变

【概述】膝关节退变又称膝关节性关节病、增生性膝关节关节炎、肥大性膝关节炎，是一种由于关节及组织退变，关节软骨面变性、断裂甚至脱落，软骨下骨质硬化增生，关节边缘骨刺形成，继发滑膜和关节囊充血、肥厚、增生，产生一系列临床症状的疾病，主要症状为反复发作的膝关节疼痛、晨僵、活动时骨擦感。该病属于中医学"骨痹"的范畴。

膝关节是人体中最大而且最复杂的关节。其位置浅表，承上启下，活动量很大，易招致损伤，也是骨质增生好发部位之一。膝关节的结构由骨关节面、肌肉、韧带以及关节腔内容物等组成，它的整个功能活动都是机械运动过程。近 20 余年来，国内外文献已普遍称其为骨关节炎或骨关节痛。原发性增生性膝关节炎是生理上的退化作用和慢性积累性关节磨损的结果。临床上中老年发病较普遍。

【病因病理】本病的病因尚不十分明确,但与年龄、性别、代谢、职业、损伤等关系密切。中医学认为,一是因慢性劳损、受寒或轻微外伤所致。当人体肌表、关节、经络遭受风寒湿侵袭或因劳损、外伤因素,致局部气机阻滞,血行不畅而引起筋骨、肌肉、关节处疼痛、酸楚、麻木或关节肿胀、屈伸不利。二是因老年体弱,肝肾亏损,气血不足而致。肝虚无以养筋,肾虚无以濡骨,而使筋骨疲软,步履不便。

现代医学观点认为,该病虽由诸多因素所致,但首先应考虑膝关节的机械因素。据研究观察,膝关节的机械性积累损伤是主要的。资料统计表明,膝关节疼痛多发于肥胖的中老年妇女,由于超负荷等因素反复持久刺激而引起关节软骨面和相邻软组织的慢性积累性损伤,同时使膝关节内容物耐受应力降低,当持久行走或跑跳时,关节应力集中部位受到过度的磨损。由于上述因素,使膝关节腔逐渐变窄,关节腔内容物相互磨损,产生炎性变,使腔内压增高。异常的腔内压刺激局部血管、神经,使之反射性的调节减弱、应力下降,形成作用于关节的应力和对抗该应力的组织性能失调。引起本病的另一原因是老年人软骨基质中的黏多糖减少、纤维成分增加,使软骨的弹性减低,而易遭受力学伤害产生退行性改变。本病的病理变化,早期因关节软骨积累性损伤导致关节软骨的原纤维变性,而使软骨变薄或消失,引起关节活动时的疼痛与受限;在后期,关节囊形成纤维化、增厚,滑膜充血肿胀肥厚,软骨呈象牙状增生。同时,膝关节周围肌肉因受到刺激而表现为先痉挛后萎缩。总之,其病理改变是一种因关节软骨退行性变化引起的以骨质增生为主的关节病变,滑膜的炎症是继发的。

【临床表现】

(1) 发病缓慢:多见于中老年肥胖女性,往往有劳累史。

(2) 膝关节活动时疼痛:其特点是初起疼痛为发作性,劳累及夜间更甚,上下楼梯疼痛明显。

（3）膝关节活动受限：跑、跳、跪、蹲有不同程度限制，甚至跛行，但无强直。

（4）关节活动时可有弹响摩擦音，部分患者关节肿胀。

（5）膝髌处有明显压痛，股四头肌可呈萎缩状。

（6）典型 X 线摄片：可见胫股骨内外髁增生模糊，胫股髁间突变窄，呈象牙变，胫股骨关节面模糊，髌股关节面变窄，髌骨边缘骨质增生及髌韧带钙化。

（7）实验室检查：血、尿常规均正常，红细胞沉降率正常，抗"O"及类风湿因子阴性，关节液为非炎性。

【功法保健】

1. 功法指导 形似意到即可，不必苛求到位、无误，贵在坚持。

2. 功法搭配 对膝关节退变可以练功十八法之臀腿痛练法或者太极养生杖为主，辅以易筋经、八段锦、少林内功、五禽戏。

3. 操作要点

（1）练功十八法之臀腿痛练法或者太极养生杖为主选功法时，每日练 2 次，早晚各 1 次。每次 10～20 分钟，最好坚持练100 日以上。

（2）辅以五禽戏熊戏 10 遍，约 5 分钟；后接五禽戏之鸟戏 7遍，约 1 分钟；最后八段锦之背后七颠百病消 7 遍，约 1 分钟。每日早晚各 1 次。

（3）辅以吐纳呼吸整理收功者，两手平按于小腹前，十指相对，吸气时，意念可以想象气自两眉间吸入，向下穿过胸腔，直达小腹，同时小腹慢慢隆起；然后呼气，小腹缓缓内收，气自原路呼出，同时两手掌背相对，上提至胸前，然后向两边分开画弧，至大腿旁，再顺原路返回。此为 1 遍，反复 21 遍。注意以鼻呼吸，吸气时可听到气流通过时产生的"鼾声"，呼气时做鼻腔喷气。

（4）辅以叩齿、搅海、漱口、咽津等节收功。

上述方法可以每日练习 2 次,6 个月为 1 个阶段。

无论年龄、体质、病情,一整套结束即可。如果练习后,微微出汗,心跳不超过 120 次,身体轻松,心情愉悦,甚佳。四者有其一,表明功法的练习量便已足够,即可停止练习,收功,防止意外。

如果功法练习 6 个月后,自觉病情无缓解,甚至加重,或有其他不适感,即应停止练习,及时就医。

【注意事项】

（1）膝部疾病为发作期,且肿胀明显者,不宜练功,以静养为主。

（2）患者在推拿功法锻炼期间,需定期检查和评估,以了解功法锻炼效果及时调整功法锻炼计划。

（3）患者在功法锻炼时,需避免加重膝关节损伤。

第二节　常见内科疾病的辅助功法

一、冠心病

【概述】冠心病是冠状动脉粥样硬化性心脏病的简称,亦称缺血性心脏病,系指冠状动脉区粥样硬化引起管腔狭窄、血流量减少,以心肌缺血为主要特征的心脏病。静息状态下或加重心脏负荷的情况下,心电图出现缺血性改变。冠心病与中医古籍中的"胸中痛""真心痛""胸痹"等有许多类似之处;病因多与寒邪内侵、饮食不当、情志失调、年老体虚等因素有关;病位在心,与肝、脾、肾等脏功能失调关系密切。

【病因病理】冠心病的中医病机不外虚实两端:虚者,年逾半百,肾气渐衰,温煦滋养无权,终致心肝脾肾俱亏,功能失调;实者,气滞、血瘀、寒凝、痰阻,痹遏胸阳,阻滞心脉,不通则痛,而发胸痛。临床又以实夹杂之证为多,症见胸隐痛或胸闷气短,头晕,心悸,神疲懒言,畏寒肢冷,面色苍白,动则汗出;胸前绞痛,或痛闷交作,痛发时可引及左肩、左臂,爪甲暗淡,唇舌紫暗,或呕吐痰涎。根据胸痹病机以心阳虚为主,肝脾肾俱亏,气滞血瘀,虚实夹杂的特点,其治疗宜兼顾标本。在功法练习上注重动作导引和意念诱导相协调,行气以活血。

冠心病临床上可分为隐性冠心病、心绞痛、心肌梗死等类型。心绞痛依照临床表现,可分为稳定型和不稳定型两种。前者有典型的心绞痛症状,其表现是由劳累、激动、饱餐、寒冷等因素诱发出位于胸骨下部后方的压榨性、闷性的发作性疼痛,历时3~10分钟,很少有超过15分钟者,经休息或含化硝酸甘油3~5分钟后缓解。不稳定型心绞痛,其发作无明显诱因,甚至可在静息或睡眠状态下发作,或表现为持续较长时的重度疼痛,休息或含硝酸甘油后多不能缓解。心肌梗死临床表现为多数有突发性疼痛,部位与心绞痛大体相同,但疼痛剧烈而持久,服用硝酸甘油类制剂不能缓解,常伴有休克、心力衰竭和心律失常等,心电图多数有特征性改变。隐性冠心病临床表现为缺少自觉症状。

【功法保健】

1. 功法指导　形似意到即可,不必苛求到位、无误,贵在坚持。

2. 功法搭配　对冠心病可以延年九转法为主,辅以老子按摩法、六字诀。

3. 操作要点

(1) 延年九转法为主选功法时,每日练2次,早晚各1次。每次10~20分钟,最好坚持练100日以上。

(2) 辅以老子按摩法。

(3) 辅助以六字诀者,行"呵"字功,可出声,也可不出声,30次。

（4）辅以吐纳呼吸者，两手平按于小腹前，十指相对，吸气时，意念可以想象气自两眉间吸入，向下穿过胸腔，直达小腹，同时小腹慢慢隆起；然后呼气，小腹缓缓内收，气自原路呼出，同时两手掌背相对，上提至胸前，然后向两边分开画弧，至大腿旁，再顺原路返回。此为 1 遍，反复 21 遍。注意以鼻呼吸，吸气时可听到气流通过时产生的"鼾声"，呼气时做鼻腔喷气。

（5）辅以保健功者，行叩齿、搅海、漱口、咽津等节收功。

上述方法可以每日练习 2 次，6 个月为 1 个阶段。

无论年龄、体质、病情，一整套结束即可。如果练习后，微微出汗，心跳不超过 120 次，身体轻松，心情愉悦，甚佳。四者有其一，表明功法的练习量便已足够，即可停止练习，收功，防止意外。

如果功法练习 6 个月后，自觉病情无缓解，甚至加重，或有其他不适感，即应停止练习，及时就医。

【注意事项】

（1）推拿功法锻炼与药物治疗相结合：推拿功法锻炼不能代替营养心肌及药物治疗，但与药物治疗结合可取得更佳的疗效，可以加速疾病恢复进程。

（2）在推拿功法锻炼治疗过程中及时监测身体状况：在增加功法锻炼强度时，运动前后均应测量脉搏、血压。

（3）功法锻炼最好在专业人员指导下进行，应控制功法锻炼量：依据病情之轻重缓急，确立治疗方案。本病仅表现为心绞痛或心律失常时，经功法锻炼大多可望缓解。如果发生心肌梗死或出现心力衰竭时，应及早采取其他措施加以抢救，不可单纯依靠气功方法治疗，以免延误病情。急性心肌梗死发作期间不可练功，如病前已熟练掌握练功方法，可轻度练习放松功。

（4）注意饮食调养：平素以复合糖类（碳水化合物）如淀粉、

沪上中医名家养生保健指南丛书

豆类及豆制品、新鲜水果与蔬菜等为主，少食高脂肪和含糖量过高的食物。

（5）尽量避免突然的精神刺激，保持良好的心态、稳定的情绪。

（6）培养良好生活习惯：做到起居有规律，避寒就温，劳逸结合。

（7）冠心病功法锻炼的禁忌证：①锻炼后症状加重者；②运动负荷监测中出现严重心律不齐、心电图 S－T 段异常，以及禁忌运动负荷试验者；③病情较重者，需要配合药物治疗。

二、高血压病

【概述】高血压病是一种常见的，以体循环动脉血压增高为主的临床症候群。正常人的血压在不同的生理情况下有一定的波动幅度，其收缩压随年龄增长而增高。临床上一般认为，在安静休息时，如血压经常超过 140/90 毫米汞柱，就是血压升高，但判定有无高血压要以舒张压增高与否为主要依据，而收缩压增高的意义则要参考患者的年龄来决定。原发性高血压属中医学"内风""眩晕""肝阳""肝风"等范畴，与肝、肾两脏有关。早在《内经》就有："诸风掉眩，皆属于肝"的记载。历代医家对本病都有独特的见解，为治疗与研究原发性高血压提供了重要的文献资料。

高血压可分为原发性和继发性两类。原发性高血压一般称为高血压病，是指病因尚未十分明确，以血压升高为主要表现的一种独立疾病，约占高血压的 90％。可伴有头痛、头晕、头胀、耳鸣目眩、健忘失眠、心悸乏力、烦闷不安等症，晚期可导致心、肾、脑、眼等器官的病变。本病发病率颇高，与年龄、职业、家族史有一定关系。继发性高血压亦称为症状性高血压，其血压升高是某些疾病的一部分表现（如肾性高血压、内分泌疾病引起的高血压、妊娠高血压等），约占高血压的 10％。本篇主要讨论原发性高血压。

【病因病理】中医学认为本病可由精神因素、饮食失节和内伤虚损等因素引起。如长期精神紧张,或恼怒忧思,饮食失节,嗜酒肥甘,饥饱劳倦,内伤虚损,劳伤过度或年老肾亏而致本病。

但临床上往往是多种因素的综合作用,致机体阴阳失调,尤以肝肾两脏为主,表现为肾阴不足,肝阳上亢,形成上盛下虚的病理现象。从病程进展来分析,阴损于前,阳亏于后,而导致阴阳两虚的病候。从临床实际来看,本病虚证多于实证,阴虚多于阳虚;从标本论,阳亢为标,阴虚为本。然而病程的演变,阴虚与阳亢往往先后同时出现,或偏于阳亢,或偏于阴虚,其间也部分夹风、夹火、夹痰。总之,本病是虚中夹实造成本虚标实的病理现象。对于妇女高血压,则多与冲任学说有关,其中冲任的调节以及冲任督三脉循环消长,虽与上述论述有不同之处,但从转归而言,无不与肝肾平衡失调有关。

西医对本病的发病原理还未完全阐明,学说颇多,各有根据,综合看来可以认为高级神经中枢功能失调在发病中占主导地位,体液、内分泌因素、肾脏等也参与发病过程。西医对本病有3种病因学说:外界环境及内在的不良刺激、肾素-血管紧张素-醛固酮系统、大脑皮质功能失调,引起交感神经兴奋,促进血压增高。

高血压病患者常发生动脉粥样硬化。全身细小动脉硬化和血压增高,使许多脏器血供减少或负担加重而发生病变(亦谓Ⅲ期高血压),其中以心、脑、肾为最显著。

本病诊断一般并不困难,凡血压持续高于正常范围,并能排除继发性高血压时,即可诊断为原发性高血压。

继发性高血压,常见的有以下几种:①肾脏疾病所致。②内分泌疾病所致,经实验室检查均可明确。③动脉病变多见于青少年,其特点是上肢血压高而下肢血压不高或降低,形成反常的上下肢血压差别,并伴有下肢动脉搏动减弱或消失,有

沪上中医名家养生保健指南丛书

冷感和乏力感,在动脉病变段可听到血管杂音,主动脉造影可确立诊断。④妊娠中毒症高血压是妊娠中毒症的主要表现之一,高血压病患者怀孕后约30％发生妊娠中毒症,两者常同时存在。

【功法保健】

1. 功法指导 形似意到即可,不必苛求到位、无误,贵在坚持。

2. 功法搭配 对高血压可以延年九转法为主,辅以八段锦、六字诀。

3. 操作要点

(1) 对高血压可以延年九转法为主要功法,每日练2次,早晚各1次,最好坚持练100日以上。八段锦之双手托天理三焦,10遍,约3分钟;以及八段锦之调理脾胃须单举,10遍,约5分钟;六字诀以呼气时默念"嘘""吹"二字为主,可平肝潜阳;可在收功后加直擦脚底心,左右交替,各100～200次。

(2) 辅以吐纳呼吸者,要呼气时配合默念"松",意守部位以涌泉、下丹田等部位为主,并以"向下"的意念加以诱导。意守丹田时注意腹式呼吸的训练,可以默念字句的方法来控制呼吸的节律。

(3) 辅以每次练习先行叩齿、搅海、咽津等诱导功,五指梳头、鸣天鼓、搓手擦面结束练功。每次30分钟左右,每日1～2次。

上述方法可以每日练习2次,6个月为1个阶段。

无论年龄、体质、病情,一整套结束即可。如果练习后,微微出汗,心跳不超过120次,身体轻松,心情愉悦,甚佳。四者有其一,表明功法的练习量便已足够,即可停止练习,收功,防止意外。

如果功法练习6个月后,自觉病情无缓解,甚至加重,或有其他不适感,即应停止练习,及时就医。

【注意事项】

（1）推拿功法锻炼与药物治疗相结合：推拿功法早期锻炼不能代替全部降压药物治疗，但与药物治疗结合可取得更佳的疗效，逐步将药物剂量减少至能维持血压平稳的最低量。

（2）在推拿功法锻炼过程中，及时监测身体状况：在首次进行推拿功法锻炼或增加功法锻炼强度时，锻炼前后均应测量脉搏、血压。有其他合并症时，应按具体情况制订方案，并采用加强测试的手段防止意外。如合并冠心病时，应加强心电监护，对病情较轻患者应定期评估身体状况。

（3）高血压病患者的功法锻炼应在专业人员的指导下完成，避免锻炼的盲目性，摒弃不科学因素的影响。

（4）高血压病推拿功法应用的禁忌证：①安静时，血压未能很好控制或超过 180/110 毫米汞柱的患者；②重度高血压、高血压危象、高血压脑病或急进型高血压患者；③高血压合并有心力衰竭、不稳定型心绞痛，伴有心功能不全者；④高血压伴有主动脉瓣狭窄、肥厚性心肌病、急性感染、眼底出血、糖尿病酸中毒、下肢坏疽、严重甲状腺功能低下、肾功能不全应列为禁忌证；⑤运动负荷监测中出现严重心律不齐、心电图 S－T 段异常、心绞痛发作及血压急剧升高者，以及禁忌运动负荷试验者，也禁忌或慎用推拿功法锻炼；⑥伴有运动器官损伤，如关节炎、肌肉疼痛者应避免运动；⑦继发性高血压病应按其病因进行治疗。

慢性支气管炎

【概述】慢性支气管炎是指气管、支气管黏膜及周围组织的慢性非特异性炎症。临床以慢性反复发作性咳嗽、咯痰、气急等症状为主，多发生在 40 岁以上成年人，为北方地区的常见病、多发病。50 岁以上者感冒及受凉是急性发作的诱因，病程迁延多年，晚期由于肺的正常组织结构和毛细血管床破坏，引起肺动脉高压，最终演变成慢性肺源性心脏病。老年性慢性支气管炎是我国的常见病和多发病,北方多于南方,临床上以咳嗽、咯痰为主要症状。因此病早期症状不重,而且病情进展缓慢,常不引起人们重视。但如得不到很好的治疗,可以并发阻塞性肺气肿,进一步发展成为肺源性心脏病。慢性支气管炎以咳嗽、咳痰或伴有喘息及反复发作的慢性过程为特征,属于中医学"咳嗽""哮病""喘证"等肺系疾病的范畴。

【病因病理】从发病情况看,本病以北方寒冷地区发病率为高,表现为冬重夏轻,遇寒加重,遇暖缓解。可见本病之外因为风寒之邪,寒邪束肺为本病之标。本病如发于幼年者,多随年龄增长而逐渐减轻以至自愈;而发于成年特别是发于老年者,则病情随年龄增加而逐渐加重。此点提示本病与老年肾气虚弱有极为密切的关系,且患者多有其他肾虚表现,故认为肾虚正气不足为本病之本。肺肾两脏为金水相生关系。肺虽主气,司呼吸,而肺气实由肾中之真水真火相互蒸化而生成,故肾气衰弱则肺气化生无源而必虚,肺气虚则抗寒力弱而易于被寒邪所伤(肺恶寒),肺气被寒邪阻遏而不得宣通,必致咳逆、喘息。总而言之,本病病因病机在于:肾气衰弱,肺肾俱虚,寒邪束肺,肺气失宣。正气虚于内为本,寒邪束于外为标,以正虚为主,以邪实次之。咳喘是肺系疾病的主要症状,不论何种原因导致咳喘都必须病起于肺,肺属金,主气司呼吸。因为绝大多数患者的病因病机基本相同,所以治疗本病不宜将其强分为众多类型,如所谓"风寒""风热""痰湿"等,避免因不必要分型反而忽略了其共同的本质。虽然本病在不同患者中的症状表现有所不同,病情也有新久轻重之别,但这不过是大同小异而已。

现代医学也认为慢性支气管炎是内科临床中较常见的疾病,尤以老年人多见,为临床难治性疾病之一。病程一般都较长,病情迁延将损害肺功能,出现严重的并发症,严重危害人们的健康。多为潜隐起病,病程进展缓慢,开始时症状较轻,反复急性发作,病情逐渐加重,常并发阻塞性肺气肿,甚至肺动脉高压、肺源性心脏病,以老年人为多发。

【功法保健】

1. 功法指导　形似意到,即可,不必苟求到位、无误,贵在坚持。

2. 功法搭配　对慢性支气管炎可以少林内功为主,辅以八段锦、五禽戏、六字诀。

3. 操作要点

(1) 少林内功为主选功法时,每日练 2 次,早晚各 1 次。每次大约 20 分钟,最好坚持练 100 日以上。

(2) 辅以八段锦之左右开弓似射雕 30 遍,约 10 分钟;再接八段锦之背后七颠百病消 7 遍,3 分钟;最后以五禽戏之鸟戏 7 遍,约 5 分钟,整理收功。每日早晚各 1 次。辅以六字诀者,重点选择"呬"字诀,于每日练主选功法之外,适时练习。

(3) 辅以吐纳呼吸者,两手平按于小腹前,十指相对,呼气时,意念将注意力放在心窝部,吸气自然,尽量做到匀细深长。

(4) 辅以保健功者,可于每日练主选功法之后,选练鸣天鼓、叩齿、搓腰、擦丹田、擦涌泉等节,作为收功使用;也可以根据个人的时间和精力择要选做其他节。

上述方法可以每日练习 2 次,6 个月为 1 个阶段。

无论年龄、体质、病情,一整套结束即可。如果练习后,微微出汗,心跳不超过 120 次,身体轻松,心情愉悦,甚佳。四者有其一,表明功法的练习量便已足够,即可停止练习,收功,防止意外。

如果功法练习 6 个月后,自觉病情无缓解,甚至加重,或有其他不适感,即应停止练习,及时就医。

【注意事项】

(1) 功法锻炼与药物治疗相结合:慢性支气管炎发作时,允许练功时小量练习,不能立即停止药物应用。

(2) 在推拿功法锻炼治疗过程中,及时监测身体状况:有其

沪上中医名家养生保健指南丛书

他合并症时,应按具体情况分析制订方案,并采用加强测试的手段防止意外。

(3) 慢性支气管炎患者采用推拿功法锻炼时,应注意轻重缓急,合理安排锻炼时间与方法。

(4) 慢性支气管炎推拿功法应用的禁忌证:①严重支气管炎发作;②严重缺氧患者;③支气管炎合并有严重心功能不全者。

四、慢性肝病

【概述】慢性肝病以慢性肝炎和肝硬化为多见。慢性肝炎是由多种原因引起的肝脏慢性炎症性疾病,病程在半年或一年以上。一般分为慢性迁延性肝炎及慢性活动性肝炎两种,前者一般情况尚好,后者病情较重。慢性肝炎的常见症状是乏力,左胁部不适或隐痛,食欲不振;其次有腹胀、低热、头昏、失眠、小便黄等;有些患者心悸、气短、胸闷。此外,可有蜘蛛痣、肝掌、皮下出血点、皮肤色素沉着;也可有进行性加重的黄疸,肝大、质地硬,有明显压痛和叩击痛。本病属于中医学"鼓胀""单腹胀""积聚""癥瘕""黄疸""胁痛"等范畴。

【病因病理】慢性肝病其病机变化多由气滞、血瘀、水蓄而成,病位在肝,延及脾肾。肝气郁久,势必木郁克土,可出现气滞湿阻;脾失健运,湿浊不化,阻滞气机,可化热而出现湿热蕴结的育证。肝脾俱病,肝气郁滞,血气凝聚,隧道壅塞,可见肝脾血瘀证。脾之运化失职,清阳不升,水谷之精微不能输布以奉养他脏,浊阴不降,水湿不能转输以排泄体外。病延日久,肝脾虚,进而累及肾脏亦虚,则出现肝肾阴虚证。本病因肝、脾、肾功能相互失顾,终至气滞血瘀,水停腹中;肝、脾、肾久病,虚者愈虚,而气、血、水壅结腹中不化,实者愈实。慢性肝病的主要病机特点为本虚标实,虚实交错。早期以邪实为主,重在理气消胀,活血化瘀,清利湿热;中期和晚期均宜攻补兼施,中期侧重利水消胀,晚期应以补为主,重视并发症的治疗。

从现代医学看肝功能:迁延性肝炎,转氨酶轻度或中度增高,蛋白电泳中免疫球蛋白基本正常,自身抗体多为阴性;而活动性肝炎,则转氨酶显著增高,蛋白电泳中球蛋白明显升高,自身抗体阳性不少见。慢性肝炎久可导致肝脏纤维组织增生,并有再生的结节形成、变硬而成为肝硬化。肝硬化临床早期可无症状,或有腹胀,食欲减退,肝区不适、疼痛,逐渐消瘦,疲乏等症状;晚期则出现肝功能减退、门静脉高压、内分泌功能紊乱。门静脉高压加上肝功能低下,使白蛋白形成减少;血浆胶体渗透压降低,使肝脏对醛固酮、雌激素、抗利尿激素的作用减弱,肝内淋巴溢出,遂形成腹腔积液;肝硬化还使几种凝血因子缺乏,容易出血。

【功法保健】

1. 功法指导 形似意到,即可,不必苛求到位、无误,贵在坚持。

2. 功法搭配 对慢性肝病可以延年九转法为主,辅以八段锦、五禽戏、六字诀。

3. 操作要点

(1)延年九转法为主选功法时,每日练2次,早晚各1次。每次大约20分钟,最好坚持练100日以上。

(2)辅以八段锦者,重点练习左右开弓似射雕、攒拳怒目增气力二节,每次10遍,约10分钟;五禽戏之鸟戏7遍,约5分钟。辅以六字诀者,以"嘘"字功为主。呼长吸短,意气相依,意念"嘘"字从肝中吐出,每日3次。如采用坐式,怒目扬眉,头左右来回慢慢转动,当转向两侧时呼气吐"嘘"字,到正中时则吸气。采用站式者,怒目扬眉,头转向左时,以右手拍打左肩,同时吐"嘘"字,回到正中时吸气;转向右侧则相反。时间不限,由少而多,适可而止。

(3)辅以吐纳呼吸者,腹式呼吸,采取"吸→停→呼"的形式反复进行,默念字句"松又静""养肝肾"等。意守部位宜选肝脏或关元穴。

(4)辅以保健功者,着重做赤龙搅海、擦丹田、搓腰、叩齿、和带脉、擦涌泉等节。

上述方法可以每日练习 2 次,6 个月为 1 个阶段。

无论年龄、体质、病情,一整套结束即可。如果练习后,微微出汗,心跳不超过 120 次,身体轻松,心情愉悦,甚佳。四者有其一,表明功法的练习量便已足够,即可停止练习,收功,防止意外。

如果功法练习 6 个月后,自觉病情无缓解,甚至加重,或有其他不适感,即应停止练习,及时就医。

【注意事项】

(1)患者应在专业人员指导下进行科学合理的锻炼,控制锻炼的运动量。

(2)注意生活起居,防止过度劳累,房事节制,要防止受凉感冒。保持精神愉快,放下思想包袱。

(3)注意饮食调理,应进易消化、高营养、低脂肪、高蛋白(有肝性脑病者应限制蛋白)、高糖饮食,禁酒。有腹腔积液者宜低盐饮食。有食管静脉曲张者,禁食刺激性食物及粗硬食物。

(4)在推拿功法锻炼治疗过程中,需定期监测身体状况,如实验室指标、B 超、心电图等,以评估锻炼效果。重症患者,应以药物治疗为主,气功治疗为辅。

(5)慢性肝病病程较长,练功要注意循序渐进,并持之以恒。慢性肝病伴食管静脉曲张、出血、腹腔积液等严重情况时,应慎用动功锻炼,以静功为主。

五、胃脘痛

【概述】胃脘痛系指上腹部近心窝处发生疼痛为主症的上消化道疾病,常见于急性和慢性胃炎、胃和十二指肠球部溃疡、胃神经官能症。病情反复发作,缠绵难愈,个别病例可发生恶变,转化为胃癌。中医学也称"心下痛",是临床常见的一种症状。

【病因病理】中医学认为脾胃的生理功能,主要是气机的作用,气机的调畅,有赖于肝的疏泄功能及肾阳的温煦推动作用,如肝的疏泄功能失调或肾阳不足,均会出现肝气犯胃和脾胃阳虚的病理变化。其发病原因:①病邪犯胃,外感寒邪或过食生冷,寒积于中,皆使胃寒而痛;又如饮食不节,过食肥甘,内生湿热,可以发生热痛或食积痛。②肝气郁结抑郁,恼怒伤肝,肝气失于疏泄,横逆犯胃而致胃脘痛。③脾肾阳虚,劳倦过度,饥饱失常均可损伤脾胃,脾胃虚寒,阳气不运,水饮停聚而发胃脘痛。本病常见的症状多是上腹部隐痛,胃脘部嘈杂,嗳气,泛酸,常因情志不遂,饮食不节和受寒后突然发作,胃脘疼痛,痛引彻背,身体羸瘦,精神萎靡,头晕耳鸣,心悸不寐,甚则出现吐血、便血等。

现代医学一般认为反复精神刺激或长期精神紧张,造成大脑皮质功能失调;或饮食不节,过饥过饱和过食刺激性食物,除直接损伤胃肠黏膜外,也作用于中枢神经系统,引起调节功能紊乱,致胃和十二指肠壁血管痉挛,胃肠异常收缩,胃液分泌失常,胃酸过多,侵蚀黏膜。同时又因胃肠壁血管痉挛引起胃痉挛,局部产生营养障碍,黏液分泌减少,保护黏膜的作用低下,从而逐渐形成胃或十二指肠溃疡。其周围组织有炎症渗出物、水肿充血,致局部张力增大,压迫末梢神经而引起上腹部疼痛。其发病原因和中医学理论是基本相吻合的。本病的诊断要点是:剑突下近中脘穴隐隐作痛,反复发作。常因情志不遂、饮食失调和受寒后突然发作,胃脘胀痛,痛引彻背。一年四季均可发生,尤以冬春季节为最。

【功法保健】

1. **功法指导** 形似意到,即可,不必苛求到位、无误,贵在坚持。

2. **功法搭配** 对胃脘痛可以延年九转法为主,辅以八段锦、五禽戏、六字诀。

3. 操作要点

（1）延年九转法为主选功法时,每日练 2 次,早晚各 1 次。每次大约 20 分钟,最好坚持练 100 日以上。

（2）辅以八段锦者,重点练习调理脾胃须单举、攒拳怒目增气力二节,每次 10 遍,约 10 分钟;五禽戏之鸟戏 7 遍,约 5 分钟。辅以六字诀者,以"呼"字功为主。呼长吸短,意气相依,意念"呼"字从胃中吐出,每日 3 次。如采用站立位,两掌向前伸出,外旋,转掌心向内对准肚脐,两膝缓缓伸直,同时两掌合拢,至肚脐前约 10 厘米。微屈膝下蹲,口吐"呼"字音,同时两掌相外撑,至两臂成圆形,然后再合拢,外撑。时间不限,由少而多,适可而止。

（3）辅以吐纳呼吸者,腹式呼吸,采取"吸→停→呼"的形式反复进行,默念字句"松又静""养肝肾"等。意守部位宜选肝脏或关元穴。

（4）辅以保健功者,着重做赤龙搅海、擦丹田、搓腰、叩齿、和带脉、擦涌泉等节。

上述方法可以每日练习 2 次,6 个月为 1 个阶段。

无论年龄、体质、病情,一整套结束即可。如果练习后,微微出汗,心跳不超过 120 次,身体轻松,心情愉悦,甚佳。四者有其一,表明功法的练习量便已足够,即可停止练习,收功,防止意外。

如果功法练习 6 个月后,自觉病情无缓解,甚至加重,或有其他不适感,即应停止练习,及时就医。

【注意事项】

（1）胃脘痛患者要重视精神调摄:保持心情愉快、性格开朗,劳逸结合。

（2）注意饮食调养:饮食以少食多餐、清淡、易消化为原则,切忌暴饮暴食、饥饱无常,禁食刺激性食物及药物。

（3）饥饿时不能练功，需进食少许，饥饿感缓解后方可练功。

（4）练功要持之以恒，为保疗效不可中断练功，3个月为1个阶段。病愈后可减少练功时间和练功次数，但仍需坚持练功，以巩固疗效。

六、慢性肾炎

【概述】慢性肾小球肾炎简称慢性肾炎，是由多种原因引起，病理表现不同于原发性肾小球肾炎的一组疾病。其病程长，病情进展缓慢，临床表现为不同程度的蛋白尿、镜下血尿、水肿和高血压等，并常伴有肾功能损害。慢性肾炎属于中医学"水肿""虚劳""腰痛"的范畴。

【病因病理】中医病因包括内因和外因，内因包括先天不足，房劳过度，饮食不节，情志失调；外因包括风邪外袭，湿毒浸淫，湿邪侵袭，药毒伤肾。病机以肾虚为主，并涉及多脏，表现为肺、脾、肾三脏功能失调，膀胱气化无权，三焦水道失畅，常兼夹外感水湿、湿热及瘀血。由于该病病因复杂，病机多变，病程缠绵，疾病后期常因虚实夹杂而使病情复杂且易反复，给临床治疗带来一定难度。根据慢性肾炎病机以肾虚为主、虚实夹杂的特点，其治疗宜兼顾标本。治本之法在于调节肾之阴阳，或补气，或温阳，或滋阴；另按合病的脏腑，或补肺益肾，或健脾补肾，或滋补肝肾，以培补虚损。治标即祛除湿浊、水气、血瘀等邪实。

现代医学尚未完全搞清楚慢性肾炎的发病原因，少数患者可由急性肾炎演变而来，大多数患者一开始就表现为慢性过程。其病理变化通常认为与免疫介导有关，体液免疫在肾炎发病机制中的作用已得到公认，细胞免疫在某些类型肾炎中的重要作用也得到肯定。另外，免疫遗传因素在人体对肾小球肾炎的易患性、疾病的严重性及治疗反应性等方面也有着重要的影响。慢性肾炎包含多种病理类型，而各种病理类型的临床表现、治疗

沪上中医名家养生保健指南丛书

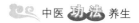

及预后均不尽相同。慢性肾炎的现代医学治疗主要是利尿、降压及对症处理。

【功法保健】

1. 功法指导　形似意到即可,不必苛求到位、无误,贵在坚持。

2. 功法搭配　对慢性肾炎可以天竺按摩法为主,辅以八段锦、五禽戏、六字诀。

3. 操作要点

(1)天竺按摩法为主选功法时,每日练2次,早晚各1次。每次大约20分钟,最好坚持练100日以上。

(2)辅以八段锦者,重点练习双手攀足固肾腰、攒拳怒目增气力二节,每次10遍,约10分钟;五禽戏之鹿戏7遍,约5分钟。辅以六字诀者,足五趾抓地,足心空起,两臂自体侧提起,沿着腰臀部向前划弧并经体前抬至锁骨平,两臂撑圆如抱球,两手指尖相对。身体下蹲,两臂随之下落,呼气尽时两手落于膝盖上部。随吸气之势慢慢站起,两臂自然下落垂于身体两侧。共做6次,调息,约3分钟。

(3)辅以吐纳呼吸者,取坐式或卧式,采用"吸→停→呼"呼吸法,并默念"温补脾肾""化气利水"等字句,15~20分钟后,自然呼吸,意守丹田15~20分钟。

(4)辅以保健功者,可选择其中的鸣天鼓、叩齿、搓腰、擦丹田、擦涌泉等节,作为收功使用。也可以根据个人的时间和精力等情况择要选做几节。

上述方法可以每日练习2次,6个月为1个阶段。

无论年龄、体质、病情,一整套结束即可。如果练习后,微微出汗,心跳不超过120次,身体轻松,心情愉悦,甚佳。四者有其一,表明功法的练习量便已足够,即可停止练习,收功,防止意外。

如果功法练习6个月后,自觉病情无缓解,甚至加重,或有其他不适感,即应停止练习,及时就医。

【注意事项】

(1) 注意合理饮食。水肿较甚,低蛋白血症者,应限制水和食盐的摄入量,给予高蛋白饮食。若无明显水肿,无低蛋白血症,仅有少量蛋白尿和红细胞尿,可给予少盐饮食。若慢性肾炎急性发作者,则应予低盐、低蛋白、高热量、高维生素饮食。若出现肾衰竭,则应予优质动物蛋白,禁食植物蛋白饮食。

(2) 注意固护人体正气,勿劳力、劳神过度,尤其要注意节制房事。

(3) 要树立和疾病作斗争的信心和勇气,保持精神情志的和畅。

(4) 生活要有规律,练功要持之以恒,使生命活动有序化。同时要避虚邪贼风,注意气候的变化,避免风寒的侵袭。

(5) 定期检查尿常规,监控肾功能的状况,做到及早发现、及时治疗。

七、糖尿病

【概述】 糖尿病是一种常见的代谢内分泌疾病,临床以高血糖为主要标志。其基本生理病理改变为胰岛素分泌量绝对或相对不足和靶细胞对胰岛素的敏感性降低,导致体内糖、蛋白质、脂肪和水、电解质的代谢紊乱。糖尿病临床表现为多饮烦渴,多尿,多食,体重减轻;伴有乏力、精神不振、皮肤干燥瘙痒、四肢酸痛、麻木、腰痛等症。尿糖阳性。空腹血糖 7.0 毫摩尔/升或任何时候血糖 11.1 毫摩尔/升以上。临床上糖尿病可分为胰岛素依赖型(1 型)和非胰岛素依赖型(2 型)。1 型糖尿病多于 14～15 岁以前起病,发病较急,病情较重,易出现酮症酸中毒,血糖波动较大;2 型糖尿病多见于 30 岁以后的成年人,起病缓慢,病情较轻,有相当一部分患者可无症状。糖尿病晚期较易出现多系统并发症,如心脑血管病变、糖尿病性肾病、眼部病变和神经

沪上中医名家养生保健指南丛书

病变。本病属中医学"消渴"的范畴。

【病因病理】中医学认为本病病因为素体阴虚,禀赋不足,五脏虚羸,饮食不节,过食肥甘,复因情志失调,劳欲过度,导致肾阴虚损,肺胃燥热;病延日久,阴损及阳,阴阳两虚。临床表现以肺热津伤为主者,称之为上消;以胃热炽盛为主者,称之为中消;以肾阴亏损为主者,称之为下消。三消常合并出现,或各有侧重。本病的中医治疗以养阴生津,清热润燥为主,病久阴损及阳,阴阳俱虚者,应阴阳双补,并根据肺、胃、脾、肾、肝等病位不同灵活选用治法。

现代医学认为,糖尿病的发病基础是胰岛素抵抗和胰岛素分泌缺陷。当营养相对增加,体力活动相对减少,能量过剩,导致肥胖的发生和加重,使得靶细胞膜上胰岛素受体减少,或靶细胞内受体缺陷,引起或加重胰岛素分泌缺陷和胰岛素抵抗,从而诱发 2 型糖尿病。我国卫生计划生育委员会、科技部和统计局调查显示,高能量、高脂肪的膳食结构和少体力活动等与肥胖、糖尿病和血脂异常的发生密切相关。西方也有研究发现,西方饮食习惯,即低纤维、高饱和脂肪、反式脂肪酸、精致碳水化合物、高钠、红肉、含糖饮料会增加 2 型糖尿病的发生率。

【功法保健】

1. 功法指导　形似意到即可,不必苛求到位、无误,贵在坚持。

2. 功法搭配　对糖尿病可以少林内功为主,辅以八段锦、五禽戏、六字诀。

3. 操作要点

(1) 少林内功为主选功法时,每日练 2 次,早晚各 1 次。每次大约 20 分钟,最好坚持练 100 日以上。

(2) 辅以八段锦者,重点练习双手托天理三焦、调理脾胃须单举二节,每次 10 遍,约 10 分钟;五禽戏之虎戏 5 遍,约 5 分钟。辅以六字诀者,行"呬"字功,吐音不可出声,次数不拘泥,宁

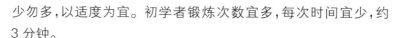

少勿多，以适度为宜。初学者锻炼次数宜多，每次时间宜少，约3分钟。

（3）辅以吐纳呼吸者，意念要轻，循序渐进，按操作要求进行。另可加强逆腹式呼吸，以意引气从涌泉上行至下丹田。

（4）结束练功时，行腹式呼吸5次，忌用力；然后意引肾水上润喉舌，再行叩齿，搅海10次，漱津3次，并将口津分3次吞下，用意送至丹田，配合摩腹、搓腰、搓涌泉各100次。

上述方法可以每日练习2次，6个月为1阶段。

无论年龄、体质、病情，一整套结束即可。如果练习后，微微出汗，心跳不超过120次，身体轻松，心情愉悦，甚佳。四者有其一，表明功法的练习量便已足够，即可停止练习，收功，防止意外。

如果功法练习6个月后，自觉病情无缓解，甚至加重，或有其他不适感，即应停止练习，及时就医。

【注意事项】

（1）严格按医嘱控制饮食，培养良好作息习惯。

（2）练功的同时，应酌情配合药物治疗。

（3）保持乐观情绪，节制房事，避免过劳，预防感冒。必须循序渐进，练养相兼，不可操之过急。

（4）若为继发性糖尿病，积极采取措施，对原发病进行治疗。

八、肠易激综合征

【概述】肠易激综合征是一组包括腹痛、腹胀、大便习惯改变为主要特征并伴大便性状异常，持续存在或间歇发作而又缺乏形态和生化改变可资解释的临床症状群。本病发病原因不明，可能与下列因素有关：精神因素、饮食因素、感染因素、肠道菌群失调、遗传因素等，经检查未能发现可解释症状的器质性疾病以及生化和病理生理异常。本病属中医学"腹痛""泄泻""便秘"等范畴。其病因多为外感六淫，内伤七情，饮食不当，先天禀赋不足。在人群中肠易激综合征发病率高，重叠症状多，个体差异大，症状波动性大，严重影响患者的生活质量。

【病因病理】中医学认为本病基本病机为肝气郁滞，肝气犯脾，脾肾两虚。病位责之于肝、脾、肾、大肠。早期以实证为主，久则虚实夹杂，寒热错杂。清代吴鹤皋云："泄责之于脾，痛责之于肝，肝责之于实，脾责之于虚，脾虚肝实，故令痛泄。"中医中药治疗在临床实际工作中，根据患者的主要症状分 3 型：腹泻为主型、便秘为主型、腹痛为主型，且多与肝郁气滞有关。在临床上依患者的主诉不同，腹泻型用抑肝扶脾法，腹痛型用疏肝理气止痛法，便秘型用顺气导滞法。

现代医学中肠易激综合征是指慢性反复发作，以肠道功能运动障碍为主，难以用解剖异常解释的肠道症状群，即器质性疾病已被排除的肠道功能紊乱。其症状虽以结肠为主，但有时也可涉及小肠甚至上消化道。包括 4 个方面的内容：①临床症状群；②追溯可能的精神心理背景；③一定要排除器质性疾病；④实验室及辅助检查无器质性疾病依据，而具备肠道运动异常反应的客观依据。

对于初诊患者必要检查很重要，现代医学对于本病主要分型如下。①痉挛性结肠型：以左下腹痛和便秘为主。②无痛腹泻型：以腹泻为主伴有黏液。③混合型：可有腹痛、腹胀、便秘，亦有腹泻，或两者交替出现。但同时要鉴别诊断：炎症性肠病、慢性细菌性痢疾、肝胆胰和阑尾疾病引起的腹痛、妇科疾病所致腹痛、泌尿系结石、肠系膜动脉缺血、大肠肿瘤等。

【功法保健】

1. 功法指导　形似意到即可，不必苛求到位、无误，贵在坚持。

2. 功法搭配　对肠易激综合征可以延年九转法为主，辅以易筋经、五禽戏。

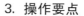

3. 操作要点

（1）延年九转法为主选功法时，每日练 2 次，早晚各 1 次。每次大约 20 分钟，最好坚持练 100 日以上。

（2）辅以易筋经者，重点练习饿虎扑食一节，每次 7 遍，约 5 分钟；五禽戏之鸟戏 10 遍，约 5 分钟。

（3）辅以吐纳呼吸者，取站立式，意念采用良性意念法，呼吸多采用"吸→停→呼"呼吸法。

（4）结束练功时，配合摩腹、搓腰各 100 次。

上述方法可以每日练习 2 次，6 个月为 1 个阶段。

无论年龄、体质、病情，一整套结束即可。如果练习后，微微出汗，心跳不超过 120 次，身体轻松，心情愉悦，甚佳。四者有其一，表明功法的练习量便已足够，即可停止练习，收功，防止意外。

如果功法练习 6 个月后，自觉病情无缓解，甚至加重，或有其他不适感，即应停止练习，及时就医。

【注意事项】

（1）让患者认识疾病，纠正其对肠易激综合征的不良认知及应对策略，帮助其了解自己所患疾病的良性本质，建立对肠易激综合征的正确认知。

（2）重视饮食治疗，调整患者的生活方式，限制不耐受饮食，提高对症状发作相关应急事件的应对耐受能力。

九、失眠

【概述】失眠是指经常不能获得正常睡眠的一种病症。轻者入眠困难，时眠时醒或醒后不能再眠；严重者可整夜不眠。本病症以失眠为主要临床表现，常兼见头痛、头晕、心悸、健忘、多梦等症，属于中医学"不得眠""目不瞑""不得寐"或"不寐"等范畴。人的正常睡眠，系由心神所主，阳气由动转静时，即为入睡状态；反之，阳气由静转动时，即为清醒状态。可见，人的正常睡眠机

沪上中医名家养生保健指南丛书

制是阴阳之气自然而有规律转化的结果。这种规律一旦被破坏，就可导致失眠的发生。

【病因病理】中医学认为失眠的病因及发病机制主要与心、肝、脾、胃、肾等脏腑功能失调有关。例如心脾两虚，劳心过度，伤心耗血；或妇女崩漏日久，产后失血，病后体衰；或行大手术后以及年老气虚血少，均能导致气血不足；以及阴虚火旺，素体虚弱，或久病体虚，或房劳过度，表现为心烦失眠，头晕耳鸣，口干津少，五心烦热，舌质红，脉细数，或有梦遗、健忘、心悸、腰酸等。饮食不节导致宿食停滞，酿成痰热，或者思虑过伤而致失眠，表现为胸闷头重，心烦口苦，目眩，恶心嗳气，苔腻而黄，脉滑数。对于肝郁化火，恼怒伤肝所致失眠，表现为性情急躁易怒，不思饮食，口渴喜饮，目赤口苦，小便黄赤，大便秘结，舌质红，苔黄。对于胃气不和，饮食不节，肠胃受伤，或肠中有燥屎，损伤胃气以致睡卧不安，而成失眠，多表现为脘腹胀满或胀痛，时有恶心或呕吐，嗳腐吞酸，大便异臭，或便秘腹痛，舌苔黄腻或黄糙，同时情志所伤，情志活动以五脏的精气为物质基础，暴怒、思虑、抑郁、劳倦等伤及五脏，精血内耗，病因与病证彼此互相影响，每多形成顽固的失眠。

现代医学认为失眠通常指患者对睡眠时间和(或)质量不满足，并影响白天社会功能的一种主观体验，包括入睡困难、时常觉醒和(或)晨醒过早。可引起疲劳感、不安、全身不适、无精打采、反应迟缓、头痛、记忆力不集中等症状，最大影响是精神方面的，严重一点会导致精神分裂。常见类型有：原发性睡眠障碍、继发性睡眠障碍、假性失眠。伴随现代社会环境的改变，生活节奏加快，精神压力加大，饮食结构变化，生活方式不良，使得失眠患者数量上升。

【功法保健】

1. **功法指导**　形似意到即可，不必苛求到位、无误，贵在坚持。

2. 功法搭配 对失眠可以延年九转法为主,辅以八段锦、五禽戏。

3. 操作要点

(1) 延年九转法为主选功法时,每日练 2 次,早晚各 1 次。每次大约 20 分钟,最好坚持练 100 日以上。

(2) 辅以八段锦者,重点练习双手托天理三焦一节,每次 7 遍,约 5 分钟;五禽戏之鸟戏 10 遍,约 5 分钟。

(3) 辅以吐纳呼吸者,取站式,自然呼吸,意想适温的水从上而下,淋洗冲刷体内污秽痰浊、病气,沐浴后全身放松,身心安和、舒适。

取卧式者,呼吸采用鼻吸口呼为主、鼻吸鼻呼为辅的方法。每次练功开始,先行自然呼吸 2～3 分钟,同时做分段或整体放松,使情绪稳定、思想集中、呼吸平静,接着转入鼻吸口呼,一般保持呼气时间稍长于吸气时间,呼气有声,吸气无声,使之自然而然地形成深、长、细、匀的腹式呼吸。

(4) 辅以保健功者,加弹鸣天鼓、叩齿、搅海、织布式、和带脉等节的练习。

无论年龄、体质、病情,一整套结束即可。如果练习后,微微出汗,心跳不超过 120 次,身体轻松,心情愉悦,甚佳。四者有其一,表明功法的练习量便已足够,即可停止练习,收功,防止意外。

如果功法练习 6 个月后,自觉病情无缓解,甚至加重,或有其他不适感,即应停止练习,及时就医。

【其他功法】

具体练习方法如下:睡姿取右侧卧,右边的身躯在下面,舌轻顶上腭,要使口内略有口水。

(1) 右侧睡卧。先把右手的大拇指,安置在右耳垂珠后面的凹中,食指和中指贴着右鬓的"太阳穴",无名指贴着"祖窍"(两眉中心稍上),小指则贴着"山根"(鼻梁尽处凹中)。右掌的

沪上中医名家养生保健指南丛书

虎口接触右脸的颧骨边沿,右肘傍着右侧的胸肋,附枕而眠。右手大拇指压放在耳垂后边,手掌置耳前,使生理的气血整个都从背后往上延伸。即使是在睡觉当中,生理还是处在一种功态里面。

（2）头部右侧安置平正,寄托枕上。

（3）右腿在下,屈膝蜷股,犹如弓形,其屈曲程度,以适意为标准。

（4）左手掌心,贴在左股"环跳穴"（在股骨头与胯骨连接处,能转动的地方）上。肘关节微屈,肘臂附着左侧胁肋。

（5）左腿微屈,伸多屈少,放在右腿的上面,同时把右腿的"跌阳穴"（足胫腕部,跗上）钩贴着。

（6）照常呼吸,任其自然。

（7）全身放松,平心静气,愉快侧卧。

（8）睡卧的一切姿势确实做好之后,把念头集中,寄托在耳根上,用耳朵的听觉,一心一意侧耳细听呼吸的声音,念头随着呼吸的声音一进一出与它结合在一起。同时,头颈随着呼吸的声音,一吐一纳,配合着微微地一伸一缩,与它相应,以略有一丝丝动意为度,不可太过。这种功夫名叫"听息"。旧说是运用"六根"之一最利的"耳根",以为入静的方法,也是"龟息功"的要点。配合全身关窍的贴触感应,能够使人"恬淡无欲",自然清静,气脉调和,阴阳扭抱,平衡适度。久久坚持,益处很大。

（9）如果要想翻身,则由右翻左,照右卧的方式一般练法。久久习惯,熟睡翻身,也会自然地形成如此姿势。

（10）睡功只能侧卧,不宜仰睡,炼气家有一句口头禅:"侧龙卧虎仰瘫尸。"其意思是重视侧卧,而禁止仰睡。

（11）练睡功很容易入睡安眠,如果因练功而有睡意,则顺应自然,就练功姿势睡去,不必勉强继续练功。如此练成习惯,睡熟醒来,仍旧是原来姿势,频频翻身,也会照样。

【注意事项】

(1) 注意避免各种干扰,在良好的环境和充裕的时间保障下练功、入睡。

(2) 劳逸结合,安排好体育锻炼、休息和睡眠时间。每日锻炼时间,中等体力者可安排 0.5～1 小时,体力较强者可增至 1.5～2 小时,分配在早晨及下午进行。

(3) 失眠严重者,需要功法锻炼与药物治疗相结合。推拿功法锻炼见效后,可逐步减少药物剂量,直至停用镇静安神药物。

(4) 功法锻炼应在专业人员指导下进行。失眠治疗推拿功法应用的禁忌证:失眠伴有心理障碍、精神疾病倾向者;严重失眠伴有其他方面疾病。

十、慢性疲劳综合征

【概述】慢性疲劳综合征是现代快节奏生活方式下出现的一组以长期极度疲劳为突出表现的全身性症候群,可有头昏头痛、记忆力衰退、肌肉关节酸楚、食欲不振、神志恍惚、低热等症状。基本特征为休息后不能缓解,实验室检查没有器质性病变。此病多发于 20～60 岁,与中医学的"虚劳""内伤发热"等都有类同之处。

【病因病机】病因目前尚不明确。中医学认为其病因病机为长期工作紧张,饮食不节,身体素弱,情志内伤,或感受寒湿等外邪,致使气血亏虚,进而五脏气化失常,外邪乘虚入侵,客于肌腠关节;故表现为以乏力、周身疼痛等为主症的病证。本病早期病位主要涉及脾肺两脏,若失治则可累及肝、肾多脏,精气亏虚。治疗以补益为基本原则,对久病者重在补益肾气、肾精、肾中阴阳;后天不足或后天失调者,则以补益肺脾、益气养血为主;对于虚实夹杂或兼有外感者,当补中有泻,挟正祛邪。

现代医学认为慢性疲劳综合征与长期过度劳累(包括脑力

和体力)、生活不规律、工作压力和心理压力过大等精神环境因素以及应激等造成的神经、内分泌、免疫、消化、循环、运动等系统的功能紊乱关系密切。部分人认为,慢性疲劳综合征跟免疫功能有关。慢性疲劳综合征诊断指标包括主要、次要和体征标准。

主要标准:①半年以上持续性或间断发作性疲劳和衰弱,卧床休息后不能缓解;②根据病史、体征和实验室检查结果排除其他各种可能引起症状的疾病。次要标准:①低热;②咽痛;③颈部和腋下淋巴结肿痛;④不能解释的肌力衰弱;⑤肌痛;⑥体力活动后数小时疲劳仍不消失;⑦头痛,无红肿的游走性关节痛;⑧神经或精神症状;⑨嗜睡或失眠。

体征标准:①低热(口温 37.6～38.6 ℃,肛温 37.8～38.8 ℃);②非渗出性咽炎;③颈前、颈后及腋窝淋巴结大。

凡具备 2 项主要标准和 6 项以上次要标准,以及 2 项以上体征标准,或者单纯症状标准超过 8 项以上者,均可初步确诊。

【功法保健】

1. 功法指导　形似意到即可,不必苛求到位、无误,贵在坚持。

2. 功法搭配　对慢性疲劳综合征可以老子按摩法为主,辅以八段锦、六字诀。

3. 操作要点

(1) 老子按摩法为主选功法时,每日练 2 次,早晚各 1 次。每次大约 20 分钟,最好坚持练 100 日以上。

(2) 辅以八段锦者,加强两手托天理三焦、调理脾胃须单举、五劳七伤往后瞧、背后七颠百病消的练习,各 3 遍,约 15 分钟。辅以六字诀者,重在"呼""吹"二字的练习,以加强调理脾肾等脏腑精气的作用,约 10 分钟。

(3) 辅以吐纳呼吸者,取站式,自然呼吸,意想适温的水从上而下,淋洗冲刷体内污秽痰浊、病气,沐浴后全身放松,身心安和、舒适。

（4）辅以保健功者，可选择鸣天鼓、叩齿、漱津、赤龙搅海、搓涌泉等节的练习，作为收功使用。

无论年龄、体质、病情，一整套结束即可。如果练习后，微微出汗，心跳不超过 120 次，身体轻松，心情愉悦，甚佳。四者有其一，表明功法的练习量便已足够，即可停止练习，收功，防止意外。

如果功法练习 6 个月后，自觉病情无缓解，甚至加重，或有其他不适感，即应停止练习，及时就医。

【注意事项】

（1）注意饮食，忌食生冷。

（2）调整生活节奏，舒缓精神与身体的压力，增加娱乐活动。

（3）慎起居，避风寒，近日光。

第三节　常见妇科疾病的辅助功法

一、痛经

【概述】妇女在行经前后或正值行经期间，小腹及腰部疼痛，甚至剧痛难忍，常可伴有面色苍白、头面冷汗淋漓、手足厥冷、泛恶呕吐等症，并随着月经周期发作，称为"痛经"，亦称"经行腹痛"。

本病的临床特征是经行小腹疼痛，伴随月经周期而发作，多见于未婚女子。一般疼痛多发生于行经第一二日或经期前一二日，随后逐渐减轻或消失，偶有延续至经净或于经净后始发病的。疼痛程度有轻有重，甚则昏厥，一般无腹肌紧张或反跳痛。此外，其他病症所出现的腹痛亦可发生在经期或于经期加重，临证时当详问病史，细查现证，必要时进行全身检查和妇科检查，以资鉴别。

【病因病理】痛经发病有情志所伤,起居不慎或六淫为害等不同病因,并与素体于经期、经期前后特殊的生理环境有关。其发病机制主要是在这个期间受到致病因素的影响,致冲任瘀阻或寒凝经脉,使气血运行不畅,胞宫经血流通受阻,以致"不通则痛";或冲任胞宫失于濡养,不荣而痛,其病位在胞宫、冲任,变化在气血,表现为痛经。

本病的特点是经行小腹疼痛,并随月经周期而发作。根据疼痛发生的时间、性质、部位及程度,结合月经量、色、质及兼证、舌脉,并根据体质情况等辨其寒热虚实。一般以经前、经期痛者属实,经后痛者属虚。痛时拒按属实,喜按属虚。得热痛减为寒,得热痛甚为热,痛甚于胀,血块排出则疼痛减轻或刺痛者为血瘀;胀甚于痛者为气滞。绞痛、冷痛者属寒;灼痛者属热。痛在两侧少腹者,病多在肝;痛连腰际者,病多在肾。

临床上常见有气滞血瘀,寒凝胞中,湿热下注,气血虚弱,肝肾虚损等原因。子宫发育不良或畸形,或子宫位置过度不正等也是引起痛经的原因之一。其他原因有例如经期或经期前后复伤于情志,经期冒雨涉水,感寒饮冷,或坐卧湿地,素禀阳虚,宿有湿热或于经期、产后而感湿热之邪;以及脾胃素弱,或大病久病。

现代医学认为痛经是女性行经前后或月经期时出现周期性下腹疼痛、坠胀,伴腰痛及其他不适的一种疾病。它严重影响女性工作、生活以及学习。痛经分为原发性痛经和继发性痛经两类。前者无生殖器官器质性病变,即功能性痛经;后者有生殖器官器质性病变,如子宫内膜异位症、子宫腺肌病、盆腔感染等。主要病因多与长期饮食不当、不注意保暖有关,其次就业压力增大,学习负担重,竞争激烈,缺少体育锻炼,血液循环不够通畅,还有部分女生对月经生理认识不足而产生恐惧心理,以致每次月经来潮时如临大敌,精神十分紧张,其痛阈降低,使其痛经从无到有,甚至发生重度痛经。痛经还与初潮年龄相关,初潮年龄越大痛经发生率越低。与遗传也有一定的关系,如果其母有痛经,女儿痛经的概率也增加。

【功法保健】

1. 功法指导 形似意到即可,不必苛求到位、无误,贵在坚持。

2. 功法搭配 对痛经可以延年九转法为主,辅以少林内功、易筋经、八段锦。

3. 操作要点

(1) 延年九转法为主选功法时,每日练 2 次,早晚各 1 次。每次大约 20 分钟,最好坚持练 100 日以上。

(2) 辅以少林内功者,顶天抱地 10 遍,约 5 分钟;易筋经之掉尾势 7 遍,约 3 分钟;五禽戏之熊戏 10 遍,约 10 分钟;最后以八段锦之背后七颠百病消 7 遍。

(3) 辅以吐纳呼吸者,取站式,自然呼吸,意想适温的水从上而下,淋洗冲刷体内污秽痰浊、病气,沐浴后全身放松,身心安和、舒适。

(4) 辅以保健功者,可选择鸣天鼓、叩齿、漱津、赤龙搅海、搓涌泉等节的练习,作为收功使用。

无论年龄、体质、病情,一整套结束即可。如果练习后,微微出汗,心跳不超过 120 次,身体轻松,心情愉悦,甚佳。四者有其一,表明功法的练习量便已足够,即可停止练习,收功,防止意外。

如果功法练习 6 个月后,自觉病情无缓解,甚至加重,或有其他不适感,即应停止练习,及时就医。

【注意事项】

(1) 经期保暖,避免生冷辛辣等刺激性食物,注意休息,增加营养。

(2) 在经前或经后注意多饮温开水,不吃生冷饮食。

沪上中医名家养生保健指南丛书

（3）保证充足的睡眠，可照常工作与劳动，切勿剧烈运动以及重体力劳动。

（4）痛经不可一味地忍耐，单纯服用止痛药，导致病情反复，长期延误多或可导致病情恶化。应及时到医院检查根源，然后对症治疗。

二、月经不调

【概述】月经不调，是指月经周期、经量、经色等发生改变，并伴有其他症状。常见的有经行先期、经行后期、经行先后无定期等。临床表现为：月经周期提前或推迟8～9日，或者无定期。月经少或过多，色淡质清稀，或者质稠色紫黑夹有血块。经期出现全身乏力的情况，并伴有乳房胀痛、小腹胀痛等。对于停经3个月以上的患者，需要排除妊娠。中医治疗月经不调历史悠久，认为月经的正常来潮是天癸、气血、经络及脏腑共同协调作用的结果。中医学认为月经失调的主要病机是外感内伤导致机体脏腑功能失调，气血错乱和冲任二脉受损。治疗上注重整体观念，辨证论治，结合患者经期、量、色、质及全身症状和舌苔脉象等进行诊断。

【病因病理】中医学认为，月经不调的病因有许多，主要是由于外感六淫或七情所伤，或劳倦过度，多产房劳，从而使脏器受损，气血失调；由于气滞血瘀，情志不畅，精神抑郁，也会导致月经不调。对于月经不调的治疗，临床中使用的中药周期疗法，其依据是传统的中医学辨证治疗，主要方法是活血通经、补气血、养肝肾，从而对出现紊乱的月经周期能够进行及时有效地纠正，使月经周期能够恢复正常。

现代医学认为女性正常月经周期依赖中枢神经系统与下丘脑-垂体-卵巢轴激素的反馈调节机制。影响中枢神经系统及激素分泌的因素均可导致月经不调。处于青春发育期，内分泌系统尚未发育完善，易受外界影响，导致内分泌失调。除此之外，体内雌激素分泌失调、自主神经功能紊乱、精神刺激、寒冷疲劳和某些全身性疾病等,都可以导致此病的发生。主要症状为:①经行先期:月经先期而至,甚至经行一月两次,经色鲜红或紫。②经行后期:月经周期延后,甚达四五十日一次,经色淡晦。③经行无定期:经来先后无定期,经量或多或少,经色或紫或淡。

【功法保健】

1. 功法指导　形似意到即可,不必苛求到位、无误,贵在坚持。

2. 功法搭配　对月经不调可以延年九转法为主,辅以易筋经、五禽戏。

3. 操作要点

(1) 延年九转法为主选功法时,每日练 2 次,早晚各 1 次。每次大约 20 分钟,最好坚持练 100 日以上。

(2) 辅以易筋经者,青龙探爪 10 遍,约 5 分钟;易筋经之掉尾势 7 遍,约 3 分钟;五禽戏之熊戏 7 遍,约 5 分钟;五禽戏之鸟戏 7 遍,约 3 分钟。

(3) 辅以吐纳呼吸者,取站式,自然呼吸,意想适温的水从上而下,淋洗冲刷体内污秽痰浊、病气,沐浴后全身放松,身心安和、舒适。

(4) 辅以保健功者,可选择鸣天鼓、叩齿、漱津、赤龙搅海、搓涌泉等节的练习,作为收功使用。

无论年龄、体质、病情,一整套结束即可。如果练习后,微微出汗,心跳不超过 120 次,身体轻松,心情愉悦,甚佳。四者有其一,表明功法的练习量便已足够,即可停止练习,收功,防止意外。

如果功法练习 6 个月后,自学病情无缓解,甚至加重,或有其他不适感,即应停止练习,及时就医。

第五章
局部功法养生（官窍及小关节）

 第一节　口腔养生功法

【概述】口齿唇舌是人体重要组成部分之一，具有进水谷、辨五味、泌津液、磨谷食、助消化及出语音等功能，为胃系之所属。《难经》对口齿唇舌的生理解剖有比较详尽的论述。《难经·第四十二难》说："口广二寸半，唇至齿长九分，齿以后至会厌，深三寸半，大容五合。舌重十两，长七寸，广二寸半。咽门重十二两，广二寸半，至胃长一尺六寸。"说明古人对口齿唇舌解剖学的重视。

口齿与脏腑经络的关系：口齿唇舌，通过经络的运行，与脏腑密切联系。口腔循行的经脉比较多，有手阳明大肠经，挟口入下齿中。足阳明胃经，入上齿中，出挟口环唇。足太阴脾经，挟食道两旁连舌本散舌下。足少阴肾经，上行沿喉咙，挟于舌根两侧。足厥阴肝经，其支脉下行颊里，环绕口唇。督脉下行至龈交。任脉、冲脉，经咽喉上行环绕口唇。足阳明经别上循出于口。足太阳络别贯舌中。手太阳、手少阳、足少阳之经，均循行于颊部。

口腔在五脏六腑中，与脾、心、肾、胃更为密切。

口为脾之外窍，脾主运化，功能健旺，则津液上注口腔，唇红而润泽，舌下金津、玉液二穴得以分泌津液助消化，可知口齿唇舌与脾在生理功能上互相配合，才能完成腐熟水谷，输布精微之

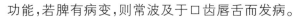

功能,若脾有病变,则常波及于口齿唇舌而发病。

舌为心之苗,心主神明,心经健旺,则舌能辨五味,若心火偏盛,或心阴亏损,可引起口舌病变。如《素问·脉要精微论》说:"心脉搏坚而长,当病舌卷不能言。"《外台秘要》卷二十二亦说:"舌主心,藏热即应舌生疮裂破,唇揭赤。"指出了心与舌的病理关系。

肾主骨,齿乃骨之余,而肾之经脉,上系于齿,齿的生理功能和病理变化与肾的盛衰有着一定关系,肾气的盛衰影响着齿的变化。肾脏发生病理变化,也常引起牙齿发生病变。如《素问·痿论》说:"肾热者色黑而齿槁。"《直指方》也指出:"齿者骨之所络,髓之所养,肾实主之,故肾衰则齿豁,精盛则齿坚,虚热则齿动。"

胃经食道、咽直通口齿,为胃系之所属。脾与胃互为表里,两者相互结合完成它们的生理功能,故口齿与胃的关系密切。足阳明胃经连于舌本络于唇口,因此胃的功能失常,易引起口齿疾病。在临床上常见口齿疾病多为胃腑热盛所致。

口齿唇舌病,主要4种局部症状:①溃烂;②痛;③红肿;④脓血。但诊断要四诊合参、八纲与脏腑辨证结合。

【病因病理】口齿唇舌的疾病与风、热、寒、湿等邪毒侵袭、脾、胃、心、肾、肝等脏腑发生病理变化有密切关系。邪毒侵袭口腔为脾胃之外窍,出现红肿痛痒,以及牙痛得热痛加、得凉痛减等症状。风寒邪毒侵犯,则口腔肌膜龈肉苍白浮肿,以及牙痛得凉痛加、得热痛减等症状。

若因过食炙博,脾胃蕴热,热毒壅盛于里,或因外感邪热壅盛内传胃腑,而致肌膜红肿溃烂疼痛;甚则热伤血脉而齿衄、舌衄;若火热灼腐肌膜,则化脓成痈。亦有因脾经蕴热或膀胱湿热泛及脾胃,均可致湿热上蒸于口舌,发生肌膜糜烂,表面腐物多。如为火热与痰湿凝结于舌下,可成痰包。湿热困结口齿,遂致牙体蛀蚀,而成龋齿。

沪上中医名家养生保健指南丛书

思虑过度,或热病之后,内伤心阴,则肌膜溃烂,可伴有心烦、失眠、口渴、舌尖红、苔黄、脉数;若邪毒内蕴,心经受热,则舌体胀胖强硬,语言蹇涩,并有憎寒壮热。

肾阴亏损加以阴虚则火旺,虚火上炎而为病,如虚火牙痛、反复发作口疮等。肾虚则髓弱骨枯,骨枯则不能固齿,易生鹅齿;若为邪毒侵犯,滞留牙龈,久则伤肌蚀膜,血脉收缩而萎缩。

【功法保健】

1. 古代口部功法

(1) 两腿盘膝,自然交叉,端坐。

(2) 叩齿:上下牙轻叩 36 次,不要用力相碰,意念在牙。

(3) 搅舌:古称赤龙搅海,用舌在口腔内壁与上下牙齿外顺时针、逆时针各旋转 18 次,产生津液暂不下咽,意念在舌。接下势。

(4) 鼓漱:用上势产生的津液鼓漱 36 次,再将口内津液分 3 次咽下,意念诱导津液慢慢到达下丹田。

2. 操作要点 叩齿时可先叩门齿,再叩大齿,也可以同时一起叩。搅舌时,次数由少到多,不可强求一次到位,尤其是对高龄有动风先兆的人,由于舌体较为僵硬,搅舌较困难,故更应注意。可先搅 3 次,再反向搅 3 次,逐渐增加以能承受为度。鼓漱动作,不论口中是否有津液,均可做出津液很多状的鼓漱动作。

【注意事项】

(1) 提高自身的口腔保健能力:餐后刷牙保证口腔的清洁,同时使用扁平楔状牙签、牙线清洁牙间隙。

(2) 要掌握正确的刷牙方法:科学刷牙方法是水平颤动法,刷毛与牙齿表面呈 45°倾角,刷毛头指向牙根,使刷毛自然进入龈沟和邻间区。刷牙时应按照从左到右或者从右到左的顺序,为防止遗漏牙面,每次移动牙刷时应有适当的重叠,这种方法能在清除牙齿缝隙和邻间区软垢的同时对牙龈进行按摩。

(3) 养成良好的生活习惯:不吸烟、不饮酒,平衡饮食,避免不良刺激,坚持餐后用温水漱口,保持良好的口腔卫生。

(4)每半年或一年到正规的口腔医疗机构定期进行口腔检查,可以达到预防口腔疾病发生的目的。

只有通过口腔检查才会发现早期病损,正规的口腔医疗机构能为人们进行及时有效的治疗及预防性干预,帮助维持最基本的口腔功能状态,从而达到控制疾病的目的。

第二节　眼部养生功法

【概述】视觉是人类的一种主要感觉器官,也是人脑与外界信息相接触的一种主要途径,作为在人类多种感官认识功能中占主导地位的感知方式,它在各类感觉运动性活动中具有举足轻重的作用。

近年来,随着电视、手机和电脑等现代化娱乐设备的逐渐普及,其给人们产生的各种不良影响也逐渐引起了社会的关注,且有关视力障碍的发生率也呈现出了明显的上升趋势。一方面,视力障碍会对人们正常的学习和工作产生不良影响;另一方面,还会导致人们发生行为和情绪方面的问题。

通常情况下,一般人每分钟眨眼少于5次眼睛会变得干燥。一个人在电脑前工作时眨眼次数只及平时的1/3,因而减少了眼内润滑剂和酶的分泌。应该多眨眼,每隔1小时至少让眼睛休息一次。20～40岁之间的正常人每分钟眨眼约20次,而在睁眼凝视变动快速的电脑屏幕时,眨眼次数会减少到每分钟4～5次,造成泪液分泌严重不足,就会出现眼睛干燥酸涩的症状。因此,特意眨眼对眼睛的保护有效,不仅有助于促进泪液分泌,缓解干燥酸涩的症状,而且可以清洁眼睛,并给眼睛小小的按摩,从而缓解眼睛疲劳。当然,避免眼睛疲劳的最好方法是养成定时刻意离开电脑桌远眺风景、补充水分的习惯。

【病因病理】

1. 学习负担　学生的视力异常发生率随着其年龄的增长

沪上中医名家养生保健指南丛书

而逐渐提高,主要原因在于随着年龄的增长,学生需要面对越来越大的升学压力,学习负担的加大会对学生的视力情况产生相应的影响。不同年龄阶段学生的视力有较为明显的差异。

2. 家族遗传 有家族遗传者视力不良发生率显著高于无遗传因素影响者。因此,父母所出现的视力问题对后代的视力也会发生一定的影响。

3. 不良习惯 不同坐姿习惯也会影响视力。导致视力发生问题的主要原因包括:①过度观看电视、使用电脑及手机等;②自身的视力保护意识较为薄弱;③长时间保持视力疲劳状态,工作负担过重等等。

【功法保健】

1. 眼部传统保健方法

(1)传统功法:传统功法首先要求呼吸自然。①两腿盘膝,自然交叉,端坐。②口轻轻闭合,面部放松,轻闭两目。③微屈拇指,以两侧指间关节处由内向外轻擦两眼皮各 18 次,意念在拇指指间关节处。④再用两大拇指指背由内向外轻擦上下眼眶各 18 次,意念在拇指指背处。⑤两手互搓至热,用手心热熨眼珠 3 次,用两手中指指腹点揉睛明、鱼腰、瞳子髎、承泣等穴各 9～18 次,意念在两手的手心。热熨眼珠时,感觉热气从手心透达眼球,中指揉睛明穴时,想象这些穴位通达、明亮。⑥两目轻闭,眼球顺时针、逆时针旋转各 18 次,轻轻睁开双眼,由近至远眺望远处绿色物体。

(2)操作要点:转眼球速度要慢,旋转次数由少渐多,刚开始练习时不一定要达到规定的次数,否则习练者可有目胀、头昏、呕吐等反应。

2. 眼部常见保健方法 在安静场所,或坐或站,全身放松,清除杂念,双目睁开,头颈不动,独转眼球。先将眼睛凝视正下方,缓慢转至左方,再转至凝视正上方,至右方,最后回到凝视正下方,这样先顺时针转圈。再让眼睛由凝视下方转至右方、至上方、至左方,再回到下方,这样再逆时针方向转圈。每次转动,眼球都应尽可能地达到极限。这种转眼法可以锻炼眼肌,改善营养,使眼灵活自如,炯炯有神。

3. 眼部具体运动

(1) 眨眼:平时一有空就利用一开一闭眨眼方法来维护眼肌,使眼肌延缓衰老。

(2) 摩眼:在眨眼的同时用双手轻轻地搓眼睑,使之增进眼球滋润。

(3) 闭眼:闭眼时竭力挺起双肩,两眼紧闭一会儿。经常做些眼部按摩,可以增加血液循环,对保护眼肌功能大有益处。

(4) 转眼:经常上下左右动眼球,以利改善眼肌血液循环。

(5) 远眺:每日远眺 1～2 次,每次 10～15 分钟。

(6) 敷眼:每日晚上临睡之前,用 40～50 ℃ 的温水洗脸。洗脸时先将毛巾浸泡在热水中,取出来不要拧得太干,立即趁热敷盖在额头和双眼部位,头略上仰,两眼暂时轻闭,热敷 1～2 分钟,待温度略低后再拿开洗脸。

(7) 眯眼:从暗处到阳光下要闭目,平时为预防日光直射,防紫外线损伤晶状体,宜常眯眼。

另外,还要注意正确的阅读方法,不要使眼过度疲劳,看电视亦不要过久。

【注意事项】

(1) 功法锻炼是防治近视的有效手段之一,但必须正确选功,认真修炼,持之以恒,才能获得理想的效果。

(2) 克服患病轻时不在乎、重时没信心的错误心态,积极防治,任何时候都不放松。

(3) 注意用眼卫生(尤其不可长时间近距离用眼),养成良好的饮食习惯,合理营养,少吃糖及动物脂肪,科学地安排工作与学习。

(4) 预防和治疗与本病相关的全身性疾病。

（5）通过各种形式，丰富自己眼部保健知识，提高自己的视力保护意识，深化对于眼部健康的认识水平，积极深入地实施视力保护与用眼卫生教育，减轻工作和学习负担，降低过度用眼的发生率，改善自己的学习和生活环境，从而减少出现眼泪减少或者泪腺功能下降的眼部障碍等眼部不适症状的出现。

第三节　耳部养生功法

【概述】人的双耳不仅是听觉器官，还是人体的全息身影。据第二次人口普查结果统计，耳聋已居 5 项残疾之首。耳聋轻则影响学习交流，重则影响生活，甚至给家庭及社会造成严重的负担。

目前总体对耳部保健的重视度较差，完全了解耳部保健者仅占 3%。这可能与耳朵的部位及发病群体的特殊性有关。耳朵位于头部两侧，又常被秀发半遮半掩，成为最隐蔽、最早冷落的器官。有研究显示，中耳炎的发病率占耳鼻喉科门诊初诊患者的 2.1%，且多发于儿童。我国目前共有听力残障患者 2 057 万人，其中多数为中老年人。

中医学认为，耳司听觉，主平衡。耳位于头面部，是清阳之气上通之处，属"清窍"之一。它虽是局部器官，但不能离开整体而孤立地发生作用。《灵枢·口问篇》说："耳者宗脉之所聚。"由于全身各大脉络聚会于耳，使耳与全身各部及脏腑发生密切的联系，脏腑的生理功能和病理变化常循经脉反应于耳；相反，耳发生病变，亦循经脉波及所属脏腑。因此，在临床辨证治疗上要树立整体观念。

耳与脏腑经络的关系密切。脏腑是人体生理功能、病理变化的活动基础，经络是人体气血运行、脏腑肢节的联系，上下表里沟通之通路。两者互相配合以行气血，调阴阳，把人体的五脏六腑、四肢百骸、五官九窍、皮肉筋脉联系成整体。

其中直接循行于耳的经脉有足少阳胆经、手少阳三焦经，均从耳后入耳中，走耳前。足阳明胃经，从颊车上耳前。手太阳小肠经，由目锐眦入耳中。足太阳膀胱经，从巅至耳上角。耳通过经脉与脏腑和全身广泛地联系，因此有将耳壳分区分别隶属于人体各部，并以此作为诊断疾病和治疗疾病的依据。当机体正气旺盛，邪气便不易侵犯而发生病，故《素问·遗篇·刺法论》说："正气存内，邪不可干。"若正气虚，邪气乘虚而入，才会发生疾病，故《素问·评热病论》说："邪之所凑，其气必虚"。因此，耳病的发生是正邪斗争的反映，是五脏六腑功能失调的结果。

耳病的诊断是以望、闻、问、切四诊，就全身和耳的局部症状结合起来，在八纲辨证和脏腑辨证的基础上进行综合分析。耳病常见的4个主要症状本节将分述于下：①耳痛；②耳脓；③耳鸣、耳聋；④眩晕。

值得一提的是，眩晕的原因很多，这里简述由耳病引起的眩晕的病症症状。耳病眩晕发作时，患者多首先一侧耳鸣或耳聋，继而感到天旋地转，身体有向一侧倾倒的感觉，并有恶心呕吐、眼球震颤等症状。

【病因病理】随着年龄增长，特别是到了中老年，听觉器官的功能也会发生不同程度的退行性改变。因此，对听力减退的性质要认真区分。如果出现双耳对称性缓慢听力下降，则属于生理性耳聋；如果平时听力还可以，突然出现听力下降，则多属病理性耳聋，应及时治疗。此外，高血压、糖尿病、高血脂等疾病会影响血液循环，导致不同程度的听力下降；暴怒、过量饮酒或过度疲劳等都会影响耳部的血氧供给，导致耳聋。而有些耳鸣、耳聋还可能是某些疾病的先兆，因此不可大意。对于突发性耳聋，一旦发现听力下降，应及时到医院诊治，不可延误。

就耳部疾病与健康方面，人们普遍听过用药不当可以致聋，但从不了解相关具体知识。所以相关医疗机构和媒体应引导大家正确面对耳部疾病，采取正确的护理措施，维持个人健康。

沪上中医名家养生保健指南丛书

【功法保健】

1. 耳部功法锻炼 早晚坚持做耳部功法。

（1）吸气→屏气→拍打胸部 10 次→呼气。

（2）点按耳穴的内耳、外耳点，连续做 20 次。

（3）用手指捏住耳尖向上提耳 20 次，然后手指滑至耳垂，捏住耳垂向下拉耳 20 次。

（4）吸气，用拇指捏住鼻孔，向外做吹气的动作 8 次。

（5）点按中渚（手背第 4、5 掌指关节后的掌骨间）、外关（手背腕横纹中点上 2 寸）、风池（枕后斜方肌与胸锁乳突肌相交处凹陷中）、听官（微张口时，耳屏前凹陷处）、太溪（内踝与跟腱之间凹陷中）、百会（头顶上两耳尖连线中点）、气海（脐下 1.5 寸）、足三里（髌韧带外侧下 3 寸，胫骨旁开 1 寸）、三阴交（内踝上 3 寸）等穴，各 10 秒。

（6）一手捏鼻，仰头做吞咽动作，然后松开鼻孔，一开一合做 15 次。

2. 传统耳部功法

（1）青龙入云——耳郭正面按摩法

方法：首先双手合掌互搓掌心 20～30 次直到掌心发热，然后双手五指合拢向上，用双手掌轻压双耳从下向上按摩耳郭正面 15～20 次，以全耳轻度发热发红为准。

（2）白虎出洞——耳背按摩法

方法：以双手食指、中指、无名指的指腹，顺着耳后背的曲线，从上到下按摩双耳背 15～20 次。

（3）双凤展翅——三角窝和对耳轮上角按摩法

方法：首先用双手食指指腹分别按压两耳三角窝，做环形按摩 1 周，然后以拇指在耳背三角窝隆起处与食指对捏，朝对耳轮上脚方向牵拉，使耳郭向外上方伸展，最后自然滑动手指至耳轮松开，如此反复 15～20 次。

（4）猿猴摘果——提拉耳尖法

方法:用双手拇食二指,夹捏耳朵尖端(耳尖穴)向外向上牵引提拉,手指一松一紧或一捏一放,使耳尖穴发热发红为度,反复 15～20 次。

(5) 神龟探海——耳甲腔、耳甲艇按摩法

方法:以食指指尖或指腹,由下向上按摩耳甲腔、耳甲艇各内脏穴道分布区。

(6) 二龙戏珠——耳屏按摩法

方法:以拇指伸入外耳道口,托住耳屏的内侧面,然后食指与之相对放在耳屏外侧面,食指旋转摩擦耳屏外侧面 15～20 次。

(7) 黄蜂入洞——外耳道按摩法

方法:以双手食指插入外耳道口,指腹向前、向下、向后、向上做 360°环形旋转,摩擦外耳道口 15～20 次。

(8) 王子登山——对耳屏、对耳轮和耳舟按摩法

方法:两手握空拳以拇指指腹与食指第一指关节侧面相对,捏住自对耳屏至对耳轮的部位,以拇指与食指由下向上逐渐攀登,到耳尖部后顺势下滑回到原处,一上一下按摩 15～20 次。

(9) 公主洗面——耳垂按摩法

方法:双手拇指放置耳垂后面做固定,食指指腹放置耳垂前面,环转均匀按摩整个耳垂部分。按摩耳垂时稍用力将其往下牵拉,效果更佳。

(10) 将军击鼓——振耳扣脑法

方法:①用双掌心分别按住两耳,紧压 6 秒后即放手,以产生轻度弹响声,反复做 6 次。②双手掌心紧按两耳孔,两中指放在脑后枕骨上,食指压在中指上,然后顺势迅速滑下弹扣后脑部,反复弹击 15～20 次。

这 10 个按摩手法必须一气呵成,从一到十做完。因此,建议您仔细阅读完再开始实践,并且持之以恒,像吃药一样不能忘记,方能达到强身健体的功效。

沪上中医名家养生保健指南丛书

3. 现代耳保健操　耳保健操有健脑补肾、通经聪耳等作用,专用于防治耳鸣耳聋、耳胀耳闭等耳科疾病。较之头颈保健操针对性更强,适宜老年耳部保健之用。

预备姿势为正坐,凝神,呼吸调匀。自我按摩开始:

第一节:揉上、下关。双手食指、拇指端分别按于同侧耳门前 1 寸颧弓上下缘凹陷上下关处,揉 4 个八拍。

第二节:摩耳周。双手中指端按于同侧耳前听宫、听会、耳门穴,食指置于耳后翳风、瘈脉、颅息穴,分别沿耳前、耳后上下摩擦 4 个八拍,以局部有发热感为好。

第三节:鸣天鼓。头稍前俯,两掌心按于同侧耳门,双手指端置于脑后,先将掌心按压耳门 2 个八拍,再将食指叠放在中指背上,然后用力滑下,弹于脑后,此时可听到"咚咚"声,共 4 个八拍。

第四节:揉合谷。用右手拇指端揉左手合谷穴 4 个八拍,再依法用左手拇指指端揉右手合谷穴,4 个八拍。

第五节:拿太溪。将右脚抬起放于前方矮凳上,右拇指端按于内踝与跟腱间凹陷太溪穴,食中指按于外踝昆仑穴,对拿 4 个八拍。如法对拿左脚太溪穴。孕妇则不拿昆仑穴。

第六节:摩百会。先用拇指端揉百会穴 4 个八拍,再用双手指端交替沿头部中线,即督脉循行之处,由前额轻摩至脑后 4 个八拍。

第七节:摩肾俞。双掌心放于同侧肾俞穴上,上下摩擦 8 个八拍。

【注意事项】

(1) 耳部功法可改善耳部状况,维持身体健康,而且简单可行。

(2) 开展健康教育来帮助人们强化耳部保健的意识显得尤为重要。教育的主要渠道是学校教育,同时报纸、图书、电影、广播、网络提供了全面的信息,这些都为开展耳部教育搭建了广阔的平台。

(3) 应充分利用健康教育资源,定期开展健康教育知识讲座与大众促进活动,以及利用网络资源广泛宣传耳部保健知识。

第四节　肢体关节养生功法

肢体经络病证是由于外感或内伤等因素,导致机体病变,出现肢体经络相关症状,甚或肢体功能障碍、结构失常的一类疾病。肢体即四肢和外在的躯体,与经络相连,具有防御外邪,保护内在脏腑组织的作用,在生理上以通利为顺,在病理上因瘀滞或失养而为病。经络是经脉和络脉的总称。经脉纵行人体上下,沟通脏腑表里;络脉横行经脉之间,交错分布在全身各处。《灵枢》曰:"经脉者,内属于脏腑,外络于肢节。"揭示了经络与人体的有机联系。《灵枢·本脏》篇云:"经脉者,可以行气血而营阴阳,濡筋骨利关节者也。"概括了经络的功能作用。经络在人体,内联五脏六腑,外络四肢百骸,是沟通内外,联系上下,运行气血,输布营养,维持机体生命活动的网络系统。经络与脏腑、骨骼、筋脉、肌表等有机相连,既是躯体各部的联络系统,运行气血的循环系统,主束骨而利关节的运动系统,又是疾病传变的反应系统,抗御外邪的防卫系统。在病理状态下,经络受邪,痹阻不通;脏腑戕伤,脉络受病,均可导致疾病的发生。肢体经络病症主要有痹证、痉证、颤证、痿证四大症,具体如下。

1. 痹证　痹证是由于风、寒、湿、热等邪气闭阻经络,影响气血运行,导致肢体筋骨、关节、肌肉等处发生疼痛、重着、酸楚、麻木,或关节屈伸不利、僵硬、肿大、变形等症状的一种疾病。轻者在四肢关节肌肉,重者可内舍于脏。

2. 痉证　痉证是以项背强直,四肢抽搐,甚至口噤、角弓反张为主要临床表现的一种病证。邹滋九《临证指南医案·痿》按:"夫痿证之旨,不外乎肝、肾、肺、胃四经之病。盖肝主筋,肝

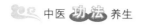

伤则四肢不为人用,而筋骨拘挛;肾藏精,精血相生,精虚则不能灌溉诸末,血虚则不能营养筋骨;肺主气,为清高之脏,肺虚则高源化绝,化绝则水涸,水涸则不能濡润筋骨。阳明为宗筋之长,阳明虚则宗筋纵,宗筋纵则不能束筋骨以流利机关,因此不能步履,痿弱筋缩之证作矣。"

3. 颤证 颤证是以头部或肢体摇动颤抖,不能自制为主要临床表现的一种病证。轻者表现为头摇动或手足微颤,重者可见头部振摇,肢体颤动不止,甚则肢节拘急,失去生活自理能力。本病又称"振掉""颤振""震颤"。

《内经》对本病已有认识。《素问·至真要大论》曰:"诸风掉眩,皆属于肝。"《素问·脉要精微论》有"骨者,髓之府,不能久立,行则振掉,骨将惫矣"之论,《素问·五常政大论》又有"其病摇动""掉眩巅疾""掉振鼓栗"等描述,阐述了本病以肢体摇动为其主要症状,属风象,与肝、肾有关,为后世对颤证的认识奠定了基础。明代楼英《医学纲目·颤振》说:"颤,摇也;振,动也。风火相乘,动摇之象,比之瘛疭,其势为缓。"还指出:"风颤者,以风入于肝脏经络,上气不守正位,故使头招面摇,手足颤掉也""此证多由风热相合,亦有风寒所中者,亦有风夹湿痰者,治各不同也"。

王肯堂《证治准绳·颤振》进而指出:"此病壮年鲜有,中年以后乃有之,老年尤多。夫老年阴血不足,少水不能制盛火,极为难治""病之轻者,或可用补金平木、清痰调气之法,在人自斟酌之。中风手足弹拽,……老人战振……"。中肯地论述了本病的发病特点、预后和治疗。孙一奎《赤水玄珠·颤振门》又提出气虚、血虚均可引起颤证。此外又指出:"木火上盛,肾阴不充,下虚上实,实为痰火,虚者肾亏。"治法宜"清上补下"。至今上述治法仍有临床价值。迨至清代,张璐《张氏医通·颤振》在系统总结了前人经验的基础上,结合临床实践,对颤证的病因病机、辨证治疗及其预后有了较全面的阐述,认为本病多因风、火、痰、瘀、虚所致,并载列相应的治疗方药十余首,使本病的理法方药认识日趋充实。

　　根据本病的临床表现,西医学中震颤麻痹、肝豆状核变性、小脑病变的姿位性震颤、阵发性震颤、甲状腺功能亢进等,凡具有颤证临床特征的锥体外系疾病和某些代谢性疾病,可参照本节辨证论治。

　　4. 痿证　痿证是指肢体筋脉弛缓,软弱无力,日久不用或伴有肌肉萎缩的一类病证。临床以双下肢痿弱不用多见,故又称"痿躄"。"痿"是指肢体痿弱不用,"躄"是指下肢软弱无力,不能步履之意。痿证根据发病脏腑不同可分为皮、脉、筋、骨、肉五痿。亦有痿厥,四肢不用之称。历代医家的主要论述有:《内经》首次论述了痿证的主要病因、病机、证候分类及有关治疗方法。在《素问·痿论篇》中指出痿证的主要病理为"肺热叶焦",提出"治痿独取阳明"的治疗原则。《金匮要略》从误治及过食咸味等方面讨论了痿证的病因。《诸病源候论》指出此病发生主因为外受风邪,内由脾胃亏虚,并运用脏腑经络理论对其病理作用作了阐发。《儒门事亲》把风、痹、厥、痿四病作了鉴别,明确提出"痿病无寒"的论点。《丹溪心法》专篇论三痿躄证治,分列了湿热、湿痰、气虚、血虚、血瘀的分型治法,提出"泻南方,补北方",即补肾清热的治疗大法,并首创名方虎潜丸。《景岳全书》补充了丹溪血虚论之不足,提出痿证非尽为火证。王纶《名医杂著》提出痿证不可作风治。清代邹滋九总括前论,明确指出本病为"肝肾肺胃四经之病"。

　　西医学的神经系统疾病如多发性神经炎、急性脊髓炎、进行性肌营养不良、重症肌无力、周期性麻痹,或其他中枢神经系统感染并发软瘫后遗症及癔病性瘫痪时,若出现上述证候,可参考本篇进行治疗。

　　【相关辅助功法】

　　(1) 功能受限严重者,延年九转功全套功法,早晚各1遍。

（2）功能受限较轻者，少林内功辅助功法全套，早晚各1遍。

注意：无论年龄、体质、病情，一整套结束即可。如果练习后，能够微微出汗，心跳不超过 120 次，身体轻松，心情愉悦，甚佳。四者有其一，表明功法的练习量便已足够，即可停止练习，收功，防止意外。

如果功法练习 3 个月后，自觉病情无缓解，甚至加重，或有其他不适感，即应停止练习，及时就医。

【注意事项】

（1）养成良好的生活习惯，避免过食辛辣食物。

（2）慎起居，避风寒，节饮食，畅情志。

（3）如症状持续不解或反复加剧，应该前往医院做系统检查，以进一步明确诊断，以防与其他疾病相混淆。

图书在版编目(CIP)数据

中医功法养生/曹仁发主编. —上海：复旦大学出版社，2016.5(2024.9 重印)
(沪上中医名家养生保健指南丛书/施杞总主编)
ISBN 978-7-309-12080-6

Ⅰ. 中… Ⅱ. 曹… Ⅲ. 气功-养生(中医) Ⅳ. R214

中国版本图书馆 CIP 数据核字(2016)第 015284 号

中医功法养生
曹仁发 主编
责任编辑/贺 琦

复旦大学出版社有限公司出版发行
上海市国权路 579 号 邮编：200433
网址：fupnet@fudanpress.com http://www.fudanpress.com
门市零售：86-21-65102580 团体订购：86-21-65104505
出版部电话：86-21-65642845
上海崇明裕安印刷厂

开本 890 毫米×1240 毫米 1/32 印张 7.5 字数 179 千字
2024 年 9 月第 1 版第 2 次印刷

ISBN 978-7-309-12080-6/R · 1542
定价：27.00 元